BERND NEUMANN

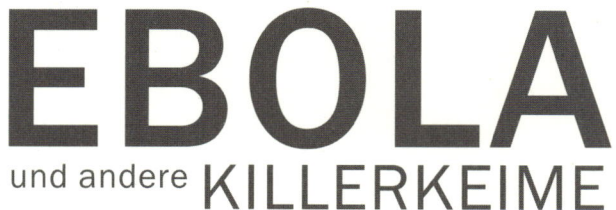

EBOLA
und andere KILLERKEIME

BERND NEUMANN

EBOLA
und andere KILLERKEIME

riva

Bibliografische Information der Deutschen Nationalbibliothek:
Die Deutsche Nationalbibliothek verzeichnet diese Publikation in der
Deutschen Nationalbibliografie; detaillierte bibliografische Daten sind im Internet über
http://d-nb.de abrufbar.

Für Fragen und Anregungen:
BerndNeumann@rivaverlag.de

1. Auflage 2014

© 2014 by rivaverlag, ein Imprint der Münchner Verlagsgruppe GmbH,
Nymphenburger Straße 86
D-80636 München
Tel.: 089 651285-0
Fax: 089 652096

Redaktion: Petra Holzmann, München
Umschlaggestaltung: Maria Wittek, München
Umschlagabbildung: iStockphoto
Satz: Carsten Klein, München
Druck: CPI books GmbH, Leck
Printed in Germany

ISBN Print 978-3-86883-216-7
ISBN E-Book (PDF) 978-3-86413-147-9
ISBN E-Book (EPUB, Mobi) 978-3-86413-368-8

Weitere Informationen zum Verlag finden Sie unter
www.rivaverlag.de
Beachten Sie auch unsere weiteren Verlage unter
www.muenchner-verlagsgruppe.de

Inhalt

Vorwort

Im Jahre 1998, ich war damals als Medizinredakteur bei der Zeitschrift *FIT FOR FUN* tätig, fiel mir ein 1400 Seiten starkes Buch in die Hände: *Geißeln der Menschheit* von Stefan Winkle. Trotz des geradezu biblischen Umfangs konnte ich das Werk kaum aus der Hand legen, so sehr faszinierte es mich. Der 2006 im Alter von 95 Jahren verstorbene Professor der Medizin beschrieb in diesem Werk akribisch und mit fesselnder Bildhaftigkeit die Geschichte der Seuchen, die Bedingungen ihrer Entstehung sowie die wechselseitige Abhängigkeit von Infektionsgeschehen, Völker- und Einzelschicksalen. Wenngleich Pest, Pocken, Cholera und Co. natürlich kein Thema für das Lifestyle-Magazin *FIT FOR FUN* waren, ließ mich das Thema bis zum heutigen Tag nicht mehr los.

Ich habe seither eine Menge über das Thema gelesen und mit möglicherweise morbidem Interesse zahlreiche Spielfilme wie *Andromeda – Tödlicher Staub aus dem All, Outbreak, The Stand – Das letzte Gefecht, Contagion* und *I am Legend* sowie diverse Dokumentationen zum Thema (zum Beispiel *Die Pest*, Granada Television 2004; *Viren auf Weltreise* von Hancock und Solberger) angeschaut. Dabei drängten sich mir immer wieder Fragen auf: Wie kommen wir dazu anzunehmen, dass wir, als Menschen von heute, von einem Massensterben, wie es etwa im Mittelalter der »Schwarze Tod« auslöste, verschont bleiben? Was geschieht, wenn sich ein Keim verbreitet, dem Antibiotika nichts anhaben können, gegen den es keine Impfung gibt? Sind die Behörden, ist die Öffentlichkeit auf so etwas vorbereitet?

In den vergangenen 30 Jahren sind rund 25 Millionen Menschen an Aids gestorben, mehr als 160 000 – vornehmlich Kinder – sterben jährlich an Masern, und 630 000 pro Jahr an Malaria. Da sich dieses Elend aber überwiegend in Afrika abspielt, wiegen wir uns nur allzu leicht in trügerischer Sicherheit.

Doch denken Sie einmal zurück an die Schlagzeilen im Jahre 2003: »Arzt schleppt todbringende Krankheit bis Deutschland«, »Lungen-Virus bedroht die Welt«, als SARS, das »Schwere Akute Respiratorische Syndrom«, zu 78 Todesfällen in 17 Ländern und zu Umsatzeinbußen im internationalen Flugverkehr von 45 Prozent führte?

Erinnern Sie sich noch daran, wie die Weltgesundheitsorganisation im Juni 2009 die sogenannte Schweinegrippe als »Notfall für die öffentliche Gesundheit von internationaler Bedeutung« einstufte? Wie die Bundesländer im Juli des Jahres 2009 50 Millionen Dosen Schweinegrippe-Impfstoff bestellten, um vor einer Pandemie gewappnet zu sein, und wie im Winter 2011 schließlich 196 Paletten des Impfstoffs ungenutzt vernichtet wurden?

Wissen Sie noch, wie sich im Wonnemonat Mai 2011 mehr als 3500 Deutsche mit dem Darmkeim EHEC infizierten und 47 davon an den Folgen starben?

Hatten Sie Angst? Angst davor, es könne Sie und Ihre Lieben treffen, es könne da auch im medizinisch so gut versorgten Deutschland etwas geschehen, dem wir nicht gewachsen sind? Falls ja, so befinden Sie sich in guter Gesellschaft. Viele Fachleute warnten und warnen davor, die Gefahren nicht ernst genug zu nehmen – während andere ihnen Schwarzmalerei und Schlimmeres vorwerfen. Fakt ist aber: Die Vielzahl von Pannen im Umgang mit den bisherigen Bedrohungen beweist immer wieder, dass unsere Gesellschaft keinesfalls gut für den Ernstfall gerüstet ist.

Ich möchte mit diesem Buch keine Panik schüren, sondern aufklären. Anhand geschichtlicher Fakten will ich Ihnen zeigen, was es bedeutet, wenn eine todbringende Seuche um die Welt zieht. Ich werde Ihnen erklären, warum unsere Gesellschaft heute gefährdeter ist denn je und was geschehen müsste, um das Risiko möglichst gering zu halten. Sie werden erfahren, welche Bedrohungen aktuell bestehen und was im schlimmsten Fall geschehen könnte. Und ich werde Ihnen selbstverständlich sagen, was Sie selbst tun können, um sich zu schützen.

Bernd Neumann
Jesteburg, im September 2014

Einleitung

Der Mensch und die Keime

»Ich habe keine Angst vor dem Sterben, ich möchte nur nicht dabei sein, wenn's passiert.«

Woody Allen (*1935)

Die gute Nachricht zuerst: Auch wenn es zum weltweiten Ausbruch eines sogenannten »Apokalypse-Keims« kommt (Näheres dazu ab Seite 79), wird die Menschheit nicht aussterben. Und nun die schlechte: Da vielleicht 50 Prozent der Menschheit sterben werden – möglicherweise auch 90 Prozent oder mehr – beträgt die Überlebenswahrscheinlichkeit für jeden Einzelnen entsprechend eins zu eins bis etwa eins zu zehn. Vielleicht zählen Sie ja zu jenen, die aufgrund ihrer zufälligen genetischen Ausstattung immun gegen den jeweiligen Keim sind. Oder Sie erkranken, besiegen den Keim aber. Möglicherweise werden Sie auch einfach deshalb weiterleben, weil Sie nicht mit dem Keim in Berührung kommen. Wir wollen hier zwei Beispiele betrachten, die diese Behauptung belegen, eines aus dem Tierreich, das andere betrifft uns Menschen.

Im Jahre 1859 führte der britische Siedler Thomas Austin 24 Kaninchen in Australien ein, um die Tiere in freier Wildbahn jagen zu können. Weil in Australien aber weder Füchse noch andere natürliche Feinde des Kaninchens heimisch waren, vermehrten sich die Tiere so rasant, dass sie schließlich zu einer richtigen Plage wurden, da sie massiv die Ernte schädigten. Um ihnen den Garaus zu machen, infizierte man einige der frei lebenden Kaninchen mit dem Myxomatosevirus. Das Virus verbreitete sich wie ein Lauffeuer und tötete binnen Kurzem 99,8 Prozent der Kaninchen. Man sollte annehmen, dass die Plage damit ein Ende hatte. Aber weit gefehlt: Es dauerte lediglich vier Jahre, da hatten sich die übrig gebliebenen Kaninchen wieder so stark vermehrt, dass sie erneut zur Plage wurden. Wohlgemerkt: Die gesamte »neue« Kaninchenpopulation trug das Virus in sich, war jedoch resistent gegen den Keim geworden. Hätte man anschließend erneut Kaninchen eingeführt, so wären diese wiederum dem Virus zum Opfer gefallen.

Das andere Beispiel führt uns ins 15. Jahrhundert, kurz nachdem Kolumbus 1492 in der Karibik gelandet war. Die spanischen Eroberer führten Krankheiten wie Pocken und Masern im Gepäck, die in der Neuen Welt unbekannt waren. Nur 100 Jahre später waren 90 Prozent der amerikanischen Ureinwohner tot, auch durch die grausamen Unterdrückungsmethoden, vor allem aber wegen der Krankheiten, gegen die zwar viele der Konquistadoren einen natürlichen Schutz besaßen, nicht aber die Ureinwohner. Erst gegen Ende des 20. Jahrhunderts, also 600 Jahre später, hatten ihre Nachfahren wieder jene Zahl erreicht, die sie bei Kolumbus' Landung aufwiesen.

Gute Keime, böse Keime

»Was, wenn man den Leuten irgendwann sagen würde, dass mehr Tiere auf dem Zahnfleisch der Menschen leben, als es Menschen im gesamten Königreich gibt? [...] Alle Leute in den Niederlanden zusammen sind geringer an Zahl als die Tiere, die ich an diesem einen Tag in meinem Mund herumtrage.« Diese Worte notierte der niederländische Tuchhändler Antoni van Leeuwenhoek (1632–1723) am 17. September des Jahres 1683 in seinem Notizbuch. Der Niederländer hatte bei seinen Experimenten mit selbst gebauten Mikroskopen nichts weniger als die Welt der Bakterien entdeckt – vor mehr als 300 Jahren.
Van Leeuwenhoek hatte mit seiner Schätzung durchaus recht: Allein in unserem Mundraum leben etwa 10 Milliarden Bakterien (10^{10}) unterschiedlicher Arten, von denen gut 350 bereits identifiziert sind. Man geht aber davon aus, dass es mehr als 1000 im Mundraum befindliche Arten gibt.
Wir sind geneigt, Bakterien pauschal als Bösewichte zu betrachten, die uns Lungenentzündung, Durchfall und Magenkrebs bescheren. Doch diese Sicht ist sehr eingeschränkt, um nicht zu sagen grundlegend falsch. Denn ohne Bakterien wären wir weder am Leben noch das, was wir sind. Machen wir einen kurzen Ausflug in die Welt der Mikroben, zunächst in die der Bakterien. Die allermeisten Bakterien sind uns wohlgesonnen. Während unser Körper aus rund 10 Billionen Zellen (10^{13}) besteht, werden wir von insgesamt gut 100 Billionen (10^{14}) Bakterien bevölkert, von denen etwa 99 Prozent in unserem Darm leben. Sogar in unseren Lungen – sie galten bis zum Jahre

2007 als keimfrei – treiben sich auch bei gesunden Menschen mindestens 128 verschiedene Arten Bakterien herum.

Diese Vielzahl an bakteriellen Mitbewohnern lässt uns nicht nur (meist) in Ruhe, sondern ist sogar von zentraler Bedeutung für unsere Gesundheit. Fehlen Bakterien beispielsweise im Darm oder ist ihre Artenzusammensetzung durcheinandergeraten, so werden wir unweigerlich krank. Viele kennen das: Nach der Einnahme eines Antibiotikums kommt es oft zu Durchfall und anderen Darmproblemen, einfach weil die Bakterienflora des Darms durch das Antibiotikum verändert wurde. Normalerweise regeneriert sich die Bakterienflora binnen weniger Tage oder Wochen nach dem Absetzen des Antibiotikums. Welch extreme Auswirkungen das aber auch haben kann, illustriert ein Fall aus dem Jahre 2008: Eine Patientin des US-amerikanischen Gastroenterologen Dr. Alexander Khoruts litt nach einer Antibiotikatherapie unter einer schweren Durchfallerkrankung. Innerhalb von acht Monaten nahm die Frau 27 Kilo ab und wäre nach Einschätzung ihres Arztes bald verstorben. Verantwortlich war ein Bakterium namens Clostridium difficile, das 3 bis 15 Prozent der Erwachsenen in ihrem Darm tragen, das sich aber im Normalfall nicht bemerkbar macht, da es den Darm nur in geringer Zahl besiedelt. Die Antibiotikabehandlung aber hatte die Zusammensetzung der Darmbakterien der Frau komplett verändert, sodass sich Clostridium difficile extrem vermehren konnte. Oft hilft in solchen Fällen die Behandlung mit einem anderen Antibiotikum. Nicht so bei Dr. Khoruts Patientin. Der Clostridiumstamm in ihrem Darm war resistent gegen die Antibiotika, ließ sich von ihnen also nichts anhaben. Der Mediziner musste einen anderen Weg wählen, um seine Patientin zu retten. Er vermischte eine kleine Menge des Stuhls ihres Ehemannes mit einer Salzlösung und brachte diese in den Dickdarm seiner Patientin ein. Innerhalb nur eines Tages verschwand der Durchfall. Auch die auslösenden Clostridien waren in ihrem Darm nach der »Transplantation« nicht mehr nachweisbar. Die kleine Menge Stuhl mit einer normalen Bakterienfauna hatte offenbar das Gleichgewicht im Darm wiederhergestellt und die Frau vor dem sicheren Tod bewahrt.

Doch Bakterien sind für uns noch in anderer Weise lebensnotwendig. Man schätzt, dass etwa 5 Quintillionen (5 x 10^{30}, eine 5 mit 30 Nullen!) Bakterien die Erde bevölkern und zusätzlich rund eine Trillion (10^{18}) gebunden an

Staubpartikel in der Atmosphäre herumschwirren. Ohne sie wäre Leben, wie wir es kennen, gar nicht möglich. Denn über vielfältige Recyclingprozesse versorgen Bakterien uns mit den überlebenswichtigen Elementen Sauerstoff, Stickstoff, Phosphor, Schwefel, Kohlenstoff und 25 weiteren Substanzen.

Wie sehr unser Leben mit der Existenz der Bakterien verwoben ist, beweisen auch die Ergebnisse des Human Microbiome Projects, das 2007 von den US-amerikanischen National Institutes of Health ins Leben gerufen wurde. Ziel dieses Projektes ist es, alle Bakterien zu erforschen, die auf und im Menschen leben – das sogenannte Mikrobiom –, ihre genetische Ausstattung und die Wechselwirkungen, in denen sie zu uns Menschen als Wirt stehen. Welche Herausforderung das darstellt, lässt sich bereits daran erkennen, dass dieses Mikrobiom mindestens 100-mal mehr Gene enthält als der Mensch selbst.

Schon länger bekannt ist, dass Bakterien auf der Haut unsere äußere Hülle vor Infektionen schützen und Bakterien in unserem Darm Vitamin K produzieren, das unter anderem wichtig ist für die Blutgerinnung. Erst im Verlauf der letzten Jahre aber hat sich herauskristallisiert, wie eng die Symbiose zwischen uns und »unseren« Bakterien tatsächlich ist. Die Bakterien in unserem Darm sorgen beispielsweise dafür, dass unser Immunsystem ausreifen kann und dass Beschädigungen an der Darmwand ausheilen können. Sie stellen Antibiotika her, die uns vor gefährlichen Keimen schützen, und haben Einfluss darauf, wie unser Körper Fett speichert. Ist das Darm-Mikrobiom nicht im Gleichgewicht, können verschiedene Arten von Krebs, entzündliche Darmerkrankungen, Fettleber und möglicherweise sogar Nervenkrankheiten wie Aufmerksamkeitsdefizitsyndrom (ADHS), Tourette-Syndrom und Autismus die Folge sein.

Aufgrund der Tatsache, dass sich der Mensch und sein Mikrobiom im Laufe von vielen Hunderttausenden von Jahren gemeinsam entwickelt haben und heute eine meist sehr gut funktionierende Symbiose bilden, bezeichnen die Mikrobiom-Forscher den Menschen und sein Mikrobiom gern auch als »Super-Organismus«. Diese Sichtweise macht durchaus Sinn, eröffnet sie doch aus medizinischer Sicht einige neue Optionen. So lassen sich über gezielte Veränderungen der Darmflora – etwa über sogenannte Prä- oder Probiotika – schon heute Krankheiten positiv beeinflussen. In der Zukunft, so hoffen die Forscher, werden sich aus einer genaueren Kenntnis des Mikrobioms auch

Krankheiten oder Prädispositionen für diverse Leiden frühzeitig erkennen und heilen lassen. Und, um nochmals auf den Anfang dieses Abschnitts zurückzukommen: Die allermeisten Bakterien der heute insgesamt rund 6000 bekannten Bakterienarten sind uns wohlgesonnen oder schaden uns zumindest nicht. Nur rund 100 Arten sind es, die uns etwas anhaben können, manche allerdings in ganz beträchtlichem Ausmaß.

Das Virus in uns

Im Herbst 1990 wurde das internationale Humangenomprojekt (engl. Human Genome Project, HGP) gegründet. Dessen Ziel sollte sein, das gesamte Genom des Menschen – also das gesamte menschliche Erbgut – als Abfolge der Basenpaare auf der DNS der Chromosomen darzustellen. Am 12. Februar 2001 war es so weit: Sowohl das ursprüngliche Projekt als auch das 1998 gestartete private Konkurrenzvorhaben der US-Firma Celera meldeten, das komplette Genom sei »entschlüsselt«.

Bis zu diesem Zeitpunkt hatte man angenommen, der Mensch müsse etwa 100 000 Gene haben, wobei Gene als DNS-Abfolgen zu verstehen sind, die als Bauplan für Eiweiße dienen. Wie die Analyse aber zeigte, sind es nicht mehr als 23 000 Gene, nur unwesentlich mehr als der Fadenwurm (19 000) oder die Taufliege (13 500) aufzuweisen haben. Was die Größe des genetischen Speichers angeht, ist der Mensch diesen niederen Tierformen also kaum überlegen. Zu unserer Ehrenrettung mag aber dienen, dass zumindest die Umsetzung von Genen in Eiweiße beim Menschen wesentlich effizienter gelöst ist, sodass wir mit derselben Anzahl von Genen mehr Eiweiße produzieren können.

Die größte Überraschung aber war etwas anderes: Diese 23 000 Gene machen nur etwa 1,5 Prozent der menschlichen DNS aus, und die Frage stellte sich: Wozu dienen dann die restlichen 98,5 Prozent?

Bis vor wenigen Jahren hielt man das alles für Junk-DNS, evolutionären Müll ohne Funktion. Doch die genauere Betrachtung dieses »Mülls« offenbarte eine weitere Überraschung: Gut 8 Prozent davon sind Viren-DNS, und weitere 34 Prozent bestehen aus sogenannten Retrotransposons, die dem Erbgut von Viren ähneln und nur den einen Zweck haben, sich selbst zu vervielfältigen.

Zusammengenommen bestehen fast 50 Prozent unserer DNS aus Virus- und virusähnlichem Material, deutlich mehr also als das tatsächlich menschliche Genmaterial!

Die 8 Prozent Viren-DNS gehören zu den sogenannten Retroviren, zu denen beispielsweise auch das Aidsvirus gehört. Wenn sich ein Organismus mit einem Retrovirus infiziert hat, baut sich das Virus in die DNS der Wirtszelle ein, um in der Folge den Stoffwechsel der Zelle für seine eigenen Zwecke zu benutzen, etwa um neue Viren herzustellen. Wenn dies zum Beispiel bei einer Blutzelle wie einem weißen Blutkörperchen geschieht, so ist nur das Individuum betroffen. Geschieht dies aber mit Zellen der sogenannten Keimbahn – also Ei oder Samenzelle –, so kann das Retrovirus auf den Nachwuchs übertragen werden und sich auf diese Weise auch in künftigen Generationen zeigen. Genau das muss bei all diesen in unserem Erbgut nachweisbaren Viren-Genen geschehen sein.

Die große Zahl an Viren-DNS in unserem Erbgut macht eines ganz klar: Die Geschichte der Menschheit und die der noch nicht menschlichen Vorfahren ist bis viele Millionen Jahre in die Vergangenheit hinein geprägt gewesen von Virenangriffen. Diese Angriffe haben mit Sicherheit vielen unserer Vorfahren Krankheiten und eventuell den Tod gebracht. Die Tatsache, dass sich diese Menge an Viren-DNS in unserem Erbgut befindet, beweist jedoch, dass es immer Individuen gab, die diese Angriffe überlebt haben.

Es stellt sich aber eine weitere Frage mit bedeutenden Konsequenzen: Hat die Viren-DNS möglicherweise noch eine Funktion? Ja! Beispielhaft dafür ist das Gen Syncitin-1, das ursprünglich für die Schutzhülle eines Virus zuständig war und im Menschen nun notwendig ist für das korrekte Funktionieren der Gebärmutter, ebenso wie das ebenfalls aus einem Virus stammende Gen Syncitin-2. Auch die DNS-Teile, die diese Gene an- und ausschalten, stammen ursprünglich aus Viren. Es gibt viele weitere Beispiele von Genen viralen Ursprungs, auch wenn noch nicht alle Funktionen im Detail ergründet sind.

Erst in den vergangenen zehn Jahren ist aus Forschungen deutlich geworden, dass Viren einen ganz erheblichen Einfluss auf die Evolution des Menschen und seiner Vorfahren hatten und wohl noch haben. »Auch das Aidsvirus HIV-1 könnte das Potenzial besitzen, in die Keimbahn einzudringen und so unsere Evolution in neue und unerwartete Richtungen zu steuern«, schreibt der

Buchautor, Mediziner und Biologe Frank Ryan. »Für uns ist es eine Seuche – aber es könnte für unsere Nachfahren lebenswichtig werden.«

Selbstverständlich sind Bakterien und Viren in unserem täglichen Erleben in erster Linie Krankmacher mit oftmals katastrophalen Folgen. Dennoch, und nur das sollten diese kurzen Ausflüge in die Welt der Bakterien und Viren zeigen, sind sie ein wichtiger Teil von uns, ohne den wir nicht leben könnten und ohne den wir nicht das wären, was wir sind.

Seuchen in der Geschichte der Menschheit

Einmal in jeder Generation sollen sie von der Seuche befallen werden, so steht es in der Bibel.

Mutter Abigale in Stephen Kings Roman
The Stand – Das letzte Gefecht

Es steht außer Frage, dass die Menschen des Altertums (3500 v. Chr. bis 500 n. Chr.) wie schon die Frühmenschen unter grässlichen Infektionskrankheiten zu leiden und oft genug zu sterben hatten. Den Menschen im Mittelalter (500 bis 1500 n. Chr.) ging es nicht besser, ebenso wenig den neuzeitlichen Menschen ab 1500 n. Chr. Manche dieser Krankheiten waren nur in bestimmten Weltgegenden bekannt, waren hier harmlos, dort tödlich. Jede Weltgegend und jedes Zeitalter hatte seine Seuchen, die Tod und Verderben brachten. Einige davon möchte ich Ihnen auf den folgenden Seiten vorstellen, damit Sie sich ein ungefähres Bild machen können, wie verheerend Bakterien und Viren wüten können.

Tuberkulose: Die ewige Geißel

›Was ich dich fragen wollte‹, fing er an … ›Der Fall in meinem Zimmer war also gerade eingegangen, als ich kam. Sind sonst schon viele Todesfälle vorgekommen, seit du hier oben bist?‹ – ›Mehrere sicher‹, antwortete Joachim. ›Aber sie werden diskret behandelt, verstehst du, man erfährt nichts davon oder nur gelegentlich, später, es geht im strengsten Geheimnis vor sich, wenn einer stirbt, aus Rücksicht auf die Patienten und namentlich auf die Damen, die sonst leicht Anfälle bekämen. Wenn neben dir jemand stirbt, das merkst du gar nicht. Und der Sarg wird in aller Frühe gebracht, wenn du noch schläfst, und abgeholt wird der Betreffende auch nur in solchen Zeiten, zum Beispiel während des Essens.‹

Thomas Mann (1875–1955), *Der Zauberberg*

Bleich, dürr, unfähig aufzustehen und unter unermesslichen Schmerzen starb der 15-Jährige nahe der Küste im heutigen Ligurien (Italien). Die Tuberkulosebakterien hatten seine Wirbelsäule zerfressen und ihm die letzten Jahre seines Lebens in ein nicht enden wollendes Martyrium verwandelt. Nichts und niemand konnte dem Jungen helfen, weder Heilkräuter noch Opfergaben. Wir wissen nicht, wer den Halbwüchsigen schließlich in der Höhle 90 Meter über dem Wasserspiegel des Mittelmeers begrub. Aus der Art und Weise der Bestattung können wir aber schlussfolgern, dass der Junge trotz seiner schweren Krankheit in die Gesellschaft seiner Zeit integriert war – in die der Jungsteinzeit vor rund 5 500 Jahren.

Versuchen wir uns einmal vorzustellen, wie die steinzeitlichen Menschen gelebt haben. Sehen auch Sie das Bild eines fellbekleideten, langhaarigen Jägers vor sich, der sich mit dem Speer gegen einen angreifenden Säbelzahntiger verteidigt oder gemeinsam mit Sippenangehörigen ein Mammut erlegt? Kaum jemand wird an einen ausgemergelten, tuberkulosekranken Jungen denken oder an einen anderen unserer frühen Vorfahren, der von Fieberkrämpfen geschüttelt, mit eitrigen Pusteln am ganzen Körper oder Blut spuckend seinem letzten Atemzug entgegensieht.

Und doch, so muss es gewesen sein. Denn die Menschen der Steinzeit – und sogar jene noch viel früherer Epochen – sind nicht nur hungers gestorben oder wilden Tieren zum Opfer gefallen. Sie haben wie die heutigen Menschen unter ansteckenden Krankheiten gelitten, an denen viele jämmerlich zugrunde gingen. Vor Herzinfarkt, Diabetes, Alzheimer und anderen Zivilisationskrankheiten mussten sie sich freilich nicht fürchten: Reichliche körperliche Bewegung, die meist eher magere Kost und ihre relativ kurze Lebenserwartung von etwa 20 Jahren bewahrte sie vor diesen Leiden. Es waren vielmehr Keime wie das Bakterium Mycobacterium tuberculosis, der Erreger der Tuberkulose (kurz Tb), die sie leiden und sterben ließen.

Die Tuberkulose ist im Verlaufe der vergangenen Jahrhunderte mit vielen verschiedenen Namen belegt worden: Schwindsucht, Morbus Koch, Kirchhofshusten oder auch »die Motten«. Die Tuberkuloseerreger werden von Mensch zu Mensch durch das Einatmen infektiöser Tröpfchen übertragen oder aber – seltener – über den Genuss von Milch oder rohem Fleisch erkrankter Rinder. Wenngleich es verschiedene Formen der Tuberkulose gibt, war es beim Menschen doch meist die Lungentuberkulose, die Ende des 19. Jahrhunderts noch die Hälfte aller Todesfälle der 15- bis 40-Jährigen verursachte.

Bis zum Jahre 2002 ging die Forschergemeinde davon aus, dass der Tuberkuloseerreger vom Rind auf den Menschen übersprang, als unsere steinzeitlichen Vorfahren Rinder, Schweine und andere Tiere zu Haus- und Nutztieren machten. Diese durchaus plausible Annahme wurde jedoch durch die molekularbiologischen Untersuchungen einer internationalen Forschergruppe widerlegt. Der Vergleich bestimmter Abfolgen des Erbguts der verschiedenen Tuberkuloseerreger ergab, dass sowohl der Keim der Rinder-Tuberkulose als auch der Menschen-Tuberkulose einen früheren gemeinsamen Vorfahren hatten, woraus folgt, dass die Tuberkulose dem Menschen schon lange vor der Domestizierung des Rindes zu schaffen gemacht hat. Weitere Untersuchungen belegen eindeutig, dass der Tuberkuloseerreger bereits vor rund 9000 Jahren im Menschen »heimisch« war. Andere weisen darauf hin, dass er sogar schon vor 35 000 Jahren, möglicherweise vor 500 000 Jahren Schicksal spielte.

Dass die Tuberkulose nach wie vor eine große Rolle spielt, zeigt eine Statistik der WHO, in der die Todesfälle durch Tuberkulose im Jahre 2012 gelistet sind: Afrika 480 000, Amerika 25 000, Östlicher Mittelmeerraum 104 000, Europa 40 000, Südostasien 500 000, Westpazifikraum 115 000 – global gesehen: mehr als 1,2 Millionen Tuberkuloseopfer in nur einem Jahr.

Yersinia pestis: Erreger des Schwarzen Todes

So konnte, wer – zumal am Morgen – durch die Stadt gegangen wäre, unzählige Leichen liegen sehen. Dann ließen sie Bahren kommen oder legten, wenn es an diesen fehlte, ihre Toten auf ein bloßes Brett. Auch geschah es, dass auf einer Bahre zwei oder drei davongetragen wurden, und nicht einmal, sondern viele Male hätte man zählen können, wo dieselbe Bahre die Leichen des Mannes und der Frau oder zweier und dreier Brüder und des Vaters und seines Kindes trug.

Giovanni Boccaccio (1313–1375), *Decamerone*

Im Alten Testament der Bibel begegnet uns der Begriff »Pestilenz« mehr als 30-mal. Ob die im »Buch der Bücher« beschriebenen Epidemien allerdings tatsächlich durch das Pestbakterium Yersinia pestis oder einen anderen Erreger hervorgerufen wurden, ist noch nicht endgültig geklärt. Sicher aber ist, dass die Pest die folgenschwerste Seuche des europäischen Mittelalters (500 bis 1500 n. Chr.) war.

Nachdem der Erreger der Pest (Beulen- und Lungenpest) durch einen Flohbiss in den Körper des Opfers gelangt ist, dauert es bis zum Ausbruch der ersten Symptome drei bis sieben Tage. Wird das Bakterium von Mensch zu Mensch übertragen, sind es nur ein bis zwei Tage, oft sogar nur wenige Stunden. Zunächst erinnern die Symptome an einen grippalen Infekt mit Fieber, Schüttelfrost, Kopf- und Gliederschmerzen, Übelkeit und Erbrechen. Dann schwellen die Lymphknoten in Leisten und Achseln extrem schmerzhaft an und platzen schließlich auf. Aus dieser sogenannten Beulenpest entwickelt sich in 10 bis 15 Prozent der Fälle eine zu 100 Prozent tödliche Pestsepsis (Blutvergiftung), die wegen der dabei entstehenden schwarzen Hautverfärbungen zu der Bezeichnung »Schwarzer Tod« geführt hat. Die andere Form der Erkrankung, die Lungenpest, entsteht durch das Einatmen verseuchter Partikel und wird anschließend von Mensch zu Mensch über Husten und Niesen übertragen. Die Lungenpest führt bei 50 bis 90 Prozent der Erkrankten binnen ein bis drei Tagen zum Tode.

Als erste Pestpandemie – eine Pandemie ist eine Epidemie, die Ländergrenzen überschreitet – gilt die sogenannte Justinianische Pest, benannt nach dem byzantinischen Kaiser Justinian I., dessen Amtszeit von 527 bis 565 n. Chr. dauerte. Man geht davon aus, dass sich die Seuche von Ägypten aus nach Europa ausbreitete und dort von 541 bis 544 wütete. In dieser Zeit fiel jeder vierte Bürger des römischen Imperiums der Seuche zum Opfer, was nach Meinung von Historikern für den Niedergang des oströmischen Reiches verantwortlich war. Allein in Konstantinopel, dem heutigen Istanbul, tötete die Justinianische Pest täglich 10 000 Menschen.

Doch dies war erst der Auftakt des großen Sterbens. In der Zeit von etwa 1330 bis ins 18. Jahrhundert kam es in Europa immer wieder zu schweren Ausbrüchen der Pest. Der folgenreichste ereignete sich in den Jahren 1347 bis 1353. Diese Pandemie, die als Schwarzer Tod in die Geschichtsbücher eingehen sollte, hatte ihren Ursprung in Kaffa (heute Feodossija) auf der ukrainischen Halbinsel Krim, von wo aus sie sich binnen eines Jahres über Griechenland nach Italien, Frankreich, Spanien, Portugal und Nordafrika ausbreitete. Ein Jahr später war ganz Spanien betroffen, ebenso ganz Frankreich, Südengland und Süddeutschland. Im Verlaufe der nächsten zwei Jahre hatte die Seuche ganz Deutschland, England und Skandinavien in ihren Fängen.

Man geht davon aus, dass ein Drittel der europäischen Bevölkerung starb, insgesamt 15 bis 25 Millionen Menschen. Besonders schwer wütete der Schwarze Tod in England (30 bis 50 Prozent der Bevölkerung starben) sowie in Norwegen und Island (zwei Drittel der Bevölkerung gingen daran zugrunde). Paris verlor 150 000 seiner 200 000 Bürger, Magdeburg 50 Prozent, Hamburg 60 und Venedig 75 Prozent.

Nach dieser großen Pandemie flammte die Pest immer wieder auf: 1665 in London, 1708 in Deutschland, Skandinavien, Österreich und Russland, 1720 in Marseille. Man vermutet, dass die Pest vom 14. bis zum 18. Jahrhundert rund 50 Millionen Europäern das Leben kostete.

Mitte des 19. Jahrhunderts begann in China eine neue große Pestpandemie, die in weiten Teilen Südostasiens ungezählte Menschenleben forderte und schließlich bis nach Nordamerika und Australien vordrang. Während dieses Seuchenzuges machten sich zwei Bakteriologen daran, den Verursacher des Sterbens zu finden: der in der Schweiz lebende Franzose Alexandre Yersin (1863–1943) und der Japaner Shibasaburo Kitasato (1852–1931). Im Jahre 1894 glaubten beide, das Pestbakterium gefunden zu haben. Das richtige aber hatte nur Yersin entdeckt. Er nannte es »Pasteurella pestis«, das ihm zu Ehren später in »Yersinia pestis« umbenannt wurde.

Erst zwischen 1896 und 1905 erkannten die Mediziner Masanori Ogata und Paul Simond den Zusammenhang zwischen dem massenhaften Sterben von Ratten und dem Ausbruch der Pest. Ratten sowie andere Tiere (zum Beispiel Murmeltiere, Präriehunde, Eichhörnchen) bilden ein sogenanntes natürliches Reservoir für das Pestbakterium. Das heißt, dass der Erreger auch diese Tiere befällt. Sterben nun die Ratten oder andere Wirtstiere, so suchen sich deren Flöhe einen neuen Wirt, beispielsweise den Menschen. Dabei übertragen sie die ursprünglich von der Ratte stammenden Bakterien auf den Menschen und infizieren diesen damit.

Auch heute noch existieren in vielen Weltgegenden Tierpopulationen, die mit dem Pestbakterium infiziert sind, etwa im Kaukasus, in Russland, Südostasien, China, Afrika, in Mittel- und Südamerika sowie im Südwesten der USA, nicht jedoch in Europa und Australien. Es wundert deshalb wenig, dass es nach wie vor zu Ausbrüchen kommt. Da sich die Erkrankung mittels Antibiotika in einem frühen Stadium jedoch gut behandeln lässt, scheint sie ihren Schrecken verloren zu haben, taucht aber immer mal wieder auf. Im Jahre 2003 etwa meldeten neun Länder (vornehmlich in Afrika) der Weltgesundheitsorganisation insgesamt 2118 Fälle mit immerhin »nur« 182 Todesfällen.

Pocken: Schlimmer als Musketen und Goldgier

Hunger und Pockennot richteten entsetzliche Verheerungen unter ihnen [den Indianern] an, denn wer der Seuche entkam, starb aus Brotmangel. Der Gestank verwesender Leichname, die niemand anzurühren oder zu beerdigen wagte, verpestete weite Gebiete. Die Häuptlinge befahlen schließlich, die Häuser einzureißen und die Toten notdürftig mit Schutt und Trümmern zu bedecken.

López de Gómara (1511–1566), Conquista de Mexiko, 1533
(zit. nach S. Winkle)

Während die Pest ihre Hochzeit in Europa vom 14. bis zum 18. Jahrhundert hatte, entwickelten sich die Pocken ab Mitte des 16. Jahrhunderts mit 10 bis 15 Prozent aller Todesfälle zu einer der häufigsten Todesursachen. Die Pocken werden von Variolaviren ausgelöst, die nach einer symptomfreien Zeit von 12 bis 14 Tagen zu hohem Fieber mit starkem Krankheitsgefühl (Kreuz- und Rückenschmerzen) führen. Hat das Fieber seinen Höhepunkt nach etwa vier Tagen überschritten, zeigt sich ein masernähnlicher Hautausschlag. Anschließend steigt das Fieber wieder, während aus den Flecken tief sitzende Knötchen werden. Aus ihnen bilden sich Bläschen auf der Haut, die zusammenfließen und eitrige Pusteln bilden. Überlebt der Kranke die Pocken, so bilden sich auf den Pusteln Borken, die nach etwa zwei Wochen abfallen und die typischen Pockennarben hinterlassen. In 25 bis 40 Prozent der Fälle aber verläuft die Krankheit tödlich.

Obgleich die Viren Menschen jeden Alters befallen können, grassierten Pocken vor allem unter Kindern, die dann entweder starben oder zeitlebens von hässlichen Narben entstellt und oft erblindet waren. Da sich Pockenviren nur unter Menschen verbreiten können – sie also nicht wie etwa das Pestbakterium einen tierischen Wirt haben –, benötigen sie eine ausreichend große Bevölkerungszahl, um am Leben zu bleiben. Und da es entsprechend große Menschengruppen frühestens ab der Jungsteinzeit vor circa 10 000 Jahren gab, können auch die Pocken nicht älter sein. Tatsächlich findet sich der erste Hinweis auf Pocken im Gesicht einer Mumie, dem des circa 1157 v. Chr. verstorbenen Pharaos Ramses V. aus Ägypten, das die typischen Pockennarben aufweist. Auch ein chinesisches Manuskript, entstanden etwa 40 Jahre nach dem Tod des Pharaos, beschreibt eine Krankheit, bei der es sich um die Pocken gehandelt haben könnte. Der erste eindeutige Beleg für die Existenz der Pocken aber stammt aus der Feder des Arztes Rhazes (Abu Bakr Muhammad ibn Zakariya ar-Razi), der im 9. Jahrhundert n. Chr. in Bagdad lebte. Er schrieb die *Abhandlung über Pocken und Masern*, die zweifelsfrei eine Beschreibung der Pockensymptome enthält.

Die Pocken wurden in Europa zu keiner Zeit so sehr gefürchtet wie etwa die Pest. Doch in der Neuen Welt schlugen die Pocken kurz nach Kolumbus' Ankunft im Jahre 1492 mit verheerender Macht zu. Die Spanier und die von ihnen mitgebrachten afrikanischen Sklaven schleppten die Pocken – und andere Krankheiten – ein, die binnen eines Jahrhunderts rund 90 Prozent der amerikanischen Ureinwohner ausrotteten und mit hoher Wahrscheinlichkeit zum Zusammenbruch des Aztekenreiches in Mexiko sowie des Inkareiches in Peru führten. Auch wenn die Schätzungen weit auseinanderliegen, starben in der Neuen Welt etwa 50 bis 100 Millionen Ureinwohner an den Pocken und anderen »importierten« Krankheiten. Dass diese Seuchen dort so verheerende Auswirkungen hatten, während sie in Europa weit weniger grausam wüteten, hat einen einfachen Grund: Die Krankheiten waren dort unbekannt und trafen auf eine Bevölkerung, die – anders als in Europa – keine natürliche Immunität hatte aufbauen können. So überlegen auch die Waffen der spanischen und portugiesischen Invasoren waren und so gnadenlos und brutal auch ihr Vorgehen, war der Niedergang der amerikanischen Ureinwohner doch in erster Linie eine Folge der eingeschleppten Krankheiten.

Es gab zu keiner Zeit eine Heilmethode gegen die Pocken, weder in Europa noch anderswo. Doch in China wurde bereits im 11. Jahrhundert so etwas wie eine »Impfung« gegen die Pocken durchgeführt. Dazu wurde der Schorf von Pockennarben zerrieben und in ein Nasenloch von noch nicht Erkrankten geblasen. In den meisten Fällen wurde damit keine Pockenerkrankung oder allenfalls eine milde Form ausgelöst. Nur bei etwa 1 bis 4 Prozent der so Geimpften kam es zum Ausbruch der Vollform der Pocken mit Todesfolge und kostete damit wesentlich weniger Menschenleben als die natürlich erfolgte Erkrankung.

Von China aus gelangte diese Form der Impfung in die Türkei, wo sie im Rahmen der Volksmedizin angewandt wurde. Anfang des 18. Jahrhunderts erfuhr Lady Mary Wortley Montagu, die Frau des englischen Botschafters am osmanischen Hof, von diesem Verfahren. Sie selbst war im Alter von 26 Jahren an Pocken erkrankt und schwer davon gezeichnet worden. Die Lady entschloss sich deshalb 1721, ihren sechsjährigen Sohn auf diese Weise impfen zu lassen – mit Erfolg. Da sich auch gekrönte Häupter impfen ließen, etwa die Familie Katharinas der Großen von Russland, erregte die Methode einiges Aufsehen. Im Großen durchsetzen konnte sich das Verfahren jedoch nicht.

Das blieb dem Impfverfahren des englischen Arztes Edward Jenner (1749–1823) vorbehalten, dem aufgefallen war, dass sich Kuhhirten und Melkerinnen, die sich mit den für Menschen harmlosen Kuhpocken angesteckt hatten, niemals mit den gefährlichen Menschenpocken infizierten. Nachdem Jenner 1796 mehrere Tests durchgeführt hatte – er ritzte die Haut der Probanden mit einem Messer ein und verrieb in der Wunde etwas Flüssigkeit aus Pusteln der Kuhpocken –, schrieb er einen ersten Bericht über seine Experimente an die Royal Society in London. Diese lehnte eine Veröffentlichung jedoch ab. Ein Jahr und weitere Experimente später veröffentlichte der Mediziner seine Ergebnisse auf eigene Faust. Darauf setzte sich sein Verfahren in Windeseile durch. Bereits im Jahre 1801 waren in England 100 000 Menschen mit den Kuhpocken geimpft worden, zehn Jahre später schon mehr als 1,7 Millionen.

Besonders nachdem der Impfstoff im späten 19. Jahrhundert verbessert worden war, behauptete sich die Impfung auch in den westlichen Ländern, sodass in den 1950er-Jahren des 20. Jahrhunderts in England und den USA keine Pockenfälle mehr auftraten. 1967 waren die Pocken aus Europa, ganz Nordamerika, China, Japan und Australien verschwunden.

Im Jahre 1966 beschloss die 19. Weltgesundheitsversammlung einen Zehnjahresplan zur Ausrottung der Pocken. Etwas später als geplant, am 8. Mai 1980, war es so weit: Die Weltgesundheitsorganisation (WHO) erklärte die Pocken offiziell für ausgerottet.

Die letzten Pockenviren werden heute in zwei Hochsicherheitslabors in den USA und Russland unter Verschluss gehalten. Immer wieder gab es Bestrebungen, diese letzten Virenvorräte endgültig zu vernichten – bislang ohne Erfolg. Doch im November 2010 stellte ein Komitee der WHO fest, dass auch eine Zerstörung der letzten Viren keinen hundertprozentigen Schutz bieten kann, es sei »technisch möglich, das gesamte Genom (die Gesamtheit der Erbinformationen) eines Pockenvirus aus dem Nichts zu synthetisieren, allein unter Nutzung öffentlich zugänglicher Sequenzinformationen, und daraus infektiöse Viruspartikel herzustellen«. Theoretisch könne, so spekulierten die Wissenschaftler, sogar ein Pockenvirus erstellt werden, das mit vorhandenen Verfahren nicht nachweisbar sei.

Cholera: Geboren aus Dreck und Elend

Im Jahre 1871, als die Cholera sich dem Dorfe Davidkowo bei Moskau näherte, spannten sich zwölf nackte Jungfrauen um Mitternacht vor einen Pflug und zogen ihn um das Dorf.

Handwörterbuch des deutschen Aberglaubens

Bis zum Jahr 2010 galt Haiti als cholerafreie Zone. Dann kam das Erdbeben vom 12. Januar 2010. Etwa 220 000 Haitianer starben [an der Seuche] … UNO-Blauhelmsoldaten aus Nepal sollen das potenziell tödliche Bakterium eingeschleppt haben. Die Folgen waren verheerend: Laut Angaben internationaler Gesundheitsexperten ist die Epidemie zur derzeit schlimmsten weltweit angewachsen.

Spiegel Online, 19.10.2011

Sie sind 50-mal kleiner, als ein Haar dick ist (0,002 Millimeter) und geformt wie ein Komma: die Erreger der Cholera, wissenschaftlich »Vibrio cholerae«. Zwei bis drei Tage nach der Infektion beginnt bei den Erkrankten ein Brechdurchfall, der ohne Behandlung in schweren Fällen bei 30 bis 60 Prozent der Betroffenen zum Tode führt. Die Erreger werden hauptsächlich durch Trinkwasser übertragen, das mit den Ausscheidungen erkrankter Menschen verunreinigt ist. Die Cholera war und ist deshalb stets dort eine Gefahr, wo unzureichende hygienische Zustände herrschen – heute besonders dort, wo die Menschen bereits unter den Folgen einer Naturkatastrophe oder Krieg zu leiden haben.

Während die Cholera in Indien vermutlich schon seit Jahrtausenden schwelte, fiel sie in Europa erst um 1830 ein, wo sie aufgrund der beengten Wohnverhältnisse mit völlig desolater Hygiene besonders in den großen Städten reichlich »Futter« fand, in Moskau ebenso wie in Paris, London und Hamburg. Von den damals Erkrankten starb jeder Zweite, sodass jeder der Seuchenzüge viele Tausend Tote forderte. Der Choleraausbruch in London von 1848 bis 1850 allein kostete etwa 50 000 Menschen das Leben. In Österreich kamen während der vierten Choleraepidemie im Jahre 1872 rund 190 000 Menschen ums Leben, in Deutschland im Jahre 1873 mehr als 30 000 und in Indien im Jahre 1875 ganze 360 000.

Im Jahre 1854 erkannte der Londoner Arzt John Snow (1813–1858), dass die Cholera über verseuchtes Trinkwasser verbreitet wird. Im selben Jahr veröffentlichte der italienische Anatom Filippo Pacini (1812–1883) eine Arbeit, in der er den Erreger der Cholera beschrieb. Doch weder Snow noch Pacini konnten sich mit ihren völlig korrekten Auffassungen durchsetzen. Dies gelang erst dem Deutschen Robert Koch (1843–1910) 30 Jahre später, nachdem er den Erreger aus Choleraleichen isoliert hatte. Immerhin, Snow gilt heute als »Vater der Epidemiologie«, weil er ohne Kenntnis des Erregers, allein durch genaue Betrachtung des Krankheitsgeschehens den Übertragungsweg ausfindig gemacht hatte. Auch Pacini wurde erst postum geehrt, nämlich indem der Choleraerreger 82 Jahre nach seinem Tode »Vibrio cholerae Pacini 1854« getauft wurde.

Obgleich man heute weiß, dass sich die Sterblichkeit durch einen ausreichenden Ersatz von Flüssigkeit, Zucker und Salzen – intravenös oder durch die sogenannte WHO-Trinklösung – und die einmalige Gabe eines Antibiotikums von 60 auf unter 1 Prozent senken lässt, findet die Cholera immer noch Opfer.

Im März 2011 beispielsweise starben in der Demokratischen Republik Kongo 265 von 3896 Erkrankten, das heißt ganze 7 Prozent.

Masern: Nur eine harmlose Kinderkrankheit?

Es war gerade sozusagen Sterbesaison, und nach Särgen herrschte rege Nachfrage. Die ältesten Einwohner der Stadt konnten sich nicht erinnern, dass jemals die Masern so gewütet hätten, wie es gerade der Fall war.

Charles Dickens (1812–1870), *Oliver Twist*

Wir kennen die Masern nur als »harmlose Kinderkrankheit«, gegen die Kinder hierzulande mittels einer Mehrfachimpfung (aktuell Masern-Mumps-Röteln oder Masern-Mumps-Röteln-Windpocken) geschützt werden können. Weltweit gesehen aber sind die von Viren ausgelösten Masern alles andere als harmlos. Im Jahre 2011 starben insgesamt 158 000 Menschen, meist Kinder unter fünf Jahren, an den Masern. Das sind 450 Maserntote täglich, 18 pro Stunde. Und das, obwohl die weltweiten Impfkampagnen bereits zu einer Senkung der Masernsterblichkeit von 2000 bis 2011 um 71 Prozent geführt hatten.

Die Masern sind eine der ansteckendsten Erkrankungen überhaupt. Da das Masernvirus nur von Mensch zu Mensch übertragen werden kann und erst ab einer Bevölkerungsgröße von 30 000 bis 50 000 Menschen überlebensfähig ist, können die Masern aller Wahrscheinlichkeit nach nicht vor etwa 3000 v. Chr. aufgetreten sein.

Immer wenn die Masern auf eine Bevölkerung stießen, in der die Krankheit unbekannt war, führte sie zu einer Vielzahl von Todesfällen. So geschehen beispielsweise in der Neuen Welt Amerikas, als sie im Verein mit den Pocken und anderen Seuchen 90 Prozent der Ureinwohner auslöschte (siehe S. 22). So geschehen aber auch 1875 auf den Fidschi-Inseln, als die Masern binnen dreier Monate ein Viertel der gesamten Bevölkerung töteten, oder im Jahre 1900, als Alaska von einer Masernepidemie erfasst wurde, die 40 Prozent der eingeborenen Bevölkerung dahinraffte. Ende des 20. Jahrhunderts hatten die Masern die ganze Welt erobert.

Wenngleich Impfprogramme die Masern in den Industrienationen im 20. Jahrhundert fast ausmerzen konnten, treten immer wieder Epidemien auf. In Frankreich beispielsweise kam es 2011 zu mehr als 14 000 Masernfällen, in Deutschland zu »nur« etwa 1500. Solange nicht die nach Expertenmeinung erforderliche Durchimpfung von 95 Prozent der Bevölkerung erreicht wird, wird die von der WHO für 2015 angepeilte Ausrottung der Masern in Europa nicht erreichbar sein. Das gilt erst recht für arme Länder: 90 Prozent der Todesfälle durch Masern entfallen auf Länder mit einem Pro-Kopf-Bruttosozialprodukt unter 1000 Dollar, allen voran Afrika.

Influenza: Von wegen »nur« die Grippe

Viele Tote in London können immer noch nicht bestattet werden, wobei Hackney, Bethnal Green und Poplar am schwersten betroffen sind. [...]Die Schwierigkeit, eine schnelle Bestattung für die große Zahl an Epidemieopfern zu gewährleisten, resultiert aus einem Mangel an Fachkräften und der Tatsache, dass viele der Bestatter selbst Opfer der Plage geworden sind.
Undertakers Journal, 1918

Fragt man in den Wintermonaten einen schniefenden oder hustenden Kollegen, woran er erkrankt sei, so ist die häufigste Antwort wohl: »Ich habe die Grippe.« Das trifft manchmal sicher zu, jedoch nur in 5 bis 15 Prozent der Fälle. Meist sind andere Viren wie Rhino- oder Coronaviren für das Dreigestirn Husten-Schnupfen-Heiserkeit verantwortlich. Während ein nicht durch Grippe-(Influenza-)Viren verursachter Infekt meist langsam beginnt – mit einem Kratzen im Hals, Niesen und laufender Nase –, setzt die echte Grippe sehr plötzlich und heftig mit hohem Fieber und einem ausgeprägten Krankheitsgefühl wie Glieder- und Kopfschmerzen, Müdigkeit und Appetitlosigkeit ein. Und während der grippale Infekt mit oder ohne Behandlung fast immer nach ein bis zwei Wochen spurlos verschwunden ist, ist das bei einer Influenza keinesfalls immer der Fall. Allein in Deutschland fordert die echte Grippe jedes Jahr 5000 bis 30 000 Todesopfer, weltweit 250 000 bis 500 000.

Wann genau das Influenza-Virus auf den Plan trat, ist unbekannt. Griechische Schriften aus dem Jahre 412 v. Chr. deuten zwar darauf hin, dass Grippeviren bereits in dieser Zeit grassierten. Sicher ist dies jedoch nicht. Als weitgehend gesichert gilt aber, dass es in den Jahren 1173/74 zu einer ersten europaweiten Pandemie kam. Vom 16. bis zum frühen 20. Jahrhundert an lassen sich mindestens 30 länderübergreifende Grippepandemien identifizieren. Während dieser Zeitspanne scheint das Virus gewissermaßen nur Anlauf genommen zu haben: Ab 1889 folgten die Grippewellen immer häufiger und forderten mehr Tote als zuvor. Dann, in den Jahren 1918/19, ereignete sich die (bisher) größte Katastrophe der Medizingeschichte.

Das Drama begann gegen Ende des Ersten Weltkriegs im März 1918 in den USA, genauer in Detroit, South Carolina und dem Gefängnis San Quentin. Von hier aus zog die Seuche westwärts in die USA und mit den amerikanischen Truppen im April nach Frankreich. Von dort aus sprang sie über auf die britischen Truppen und erreichte im April/Mai Italien, Spanien und Deutschland. Im Juni war das Virus in England angekommen, von wo aus es nach Russland, Nordafrika, Indien, China, Neuseeland und den Philippinen zog. Diese erste Grippewelle unterschied sich in ihrer Heftigkeit nicht wesentlich von früheren Grippepandemien.

Die zweite Grippewelle brach nahezu zeitgleich in der US-amerikanischen Stadt Boston, der französischen Hafenstadt Brest und dem westafrikanischen Staat Sierra Leone aus. Dieses Virus war ungleich aggressiver und führte zu einer zehnfach erhöhten Todesrate verglichen mit der ersten Grippewelle. Und wieder breitete sich die Seuche weltweit aus. In vielen Gegenden, beispielsweise in Deutschland, kam es zu einer dritten Erkrankungswelle, die gleichfalls viele Menschenleben forderte.

Anders als frühere Grippe-Pandemien, denen vor allem Kinder und alte Menschen zum Opfer fielen, starben an dieser sogenannten Spanischen Grippe der Jahre 1918/19 insbesondere die 20- bis 40-Jährigen. Im Verlaufe der Pandemie erlagen mindestens 20 Millionen Menschen der Seuche (zum Vergleich: Der Erste Weltkrieg forderte circa 17 Millionen Opfer), wobei realistischere Schätzungen auf 40 bis 50 Millionen Grippetote kommen. Während durch die Pest, den Schwarzen Tod (siehe S. 18–20), Mitte des 14. Jahrhunderts binnen vier bis fünf Jahren etwa 25 Millionen Menschen ums Leben kamen, forderte die Spanische Grippe also etwa doppelt so viele Opfer. Und das in nicht einmal einem Viertel der Zeit!

In den Jahren 1957/58 (Asiatische Grippe) und 1968/69 (Hongkong-Grippe) gingen zwei weitere Influenzapandemien um die Welt, an denen zwar viele Millionen Menschen erkrankten, doch wesentlich weniger starben: an der Asiatischen Grippe 1 bis 2 Millionen, an der Hongkong-Grippe 750 000 bis 2 Millionen. Anders auch als bei der Pandemie 1918/19 waren wieder wie bei gewöhnlichen Grippeepidemien die Jüngsten und die Ältesten betroffen.

Können wir etwas daraus lernen?

Wer sich an die Vergangenheit nicht erinnern kann, ist dazu verdammt, sie zu wiederholen.

George de Santayana (1863–1952), amerikanischer Philosoph

Bei dieser keinesfalls vollständigen Darstellung der Seuchengeschichte – aus Platzgründen habe ich mich auf die meiner Ansicht nach bedeutsamsten Erreger und ihre Folgen beschränkt – sticht ein Merkmal besonders hervor: Die Menschen sahen sich stets einer Naturgewalt ausgesetzt, die sie nicht hatten voraussehen können und der sie in Unkenntnis der Ursachen nichts entgegenzusetzen hatten. Dass mit bloßem Auge unsichtbare Bakterien und Viren die Erkrankungen auslösten, war bis ins späte 19. beziehungsweise frühe 20. Jahrhundert unbekannt. Man nahm vielmehr an, dass Seuchen das Werk böser Mächte seien, eine göttliche Bestrafung für begangene Sünden, dass sie auf eine Disharmonie von Körper und Geist oder auch üble Dämpfe zurückzuführen seien. Und da man die Verursacher nicht kannte, war man dem Seuchengeschehen hilflos ausgeliefert. Was immer gerade en vogue war – Opfergaben, Kräuterheilkunde oder der im Mittelalter so beliebte Aderlass –, nichts konnte das Sterben verhindern.

Sie werden mit Recht entgegnen, dass wir heute sehr wohl wissen, dass Bakterien, Viren und Parasiten die Seuchen ausgelöst haben. Die moderne Molekularbiologie eröffnet uns die Möglichkeit, das Erbgut der Erreger zu entschlüsseln und so ein ziemlich genaues »Täterprofil« herauszuarbeiten. Wir wissen oft genau, was manche Bakterien so gefährlich macht, warum einige Viren tödlich sind und andere nicht. Wir können sogar gezielt Medikamente und Impfstoffe herstellen, die Bakterien töten (Antibiotika), die Vermehrung von Viren hemmen (Virostatika) und das Immunsystem fit gegen ganz bestimmte Viren machen (Impfstoffe). Immerhin ist es aufgrund dieser Erkenntnisse gelungen, mittels Antibiotika viele bakterielle Erkrankungen in Schach zu halten, etwa Tuberkulose und Syphilis, dank Virostatika mit HI-Viren (Aids) infizierten Patienten ein längeres und besseres Leben zu bescheren sowie durch Impfungen eine Reihe von viralen Erkrankungen, wie etwa die Kinderlähmung, zu Randerscheinungen zu machen – zumindest in den reichen Industrienationen.

Betrachten wir aber noch einen weiteren Faktor, der beispielsweise bei der Influenza 1918/19 von entscheidender Bedeutung war: den Überraschungsfaktor. Da war ein ohnehin schon ziemlich übler Erreger wie aus heiterem Himmel so aggressiv geworden, dass er nicht mehr nur die ohnehin geschwächten Alten und ganz Jungen tötete, sondern vor allem die gesunden 20- bis 40-Jährigen. Das war bei Influenza-Viren weder vorher noch nachher beobachtet worden. Man geht heute davon aus, dass das Virus eine überbordende Immunreaktion auslöste, die zur Zerstörung von Lungengewebe führte: eine tödliche Überraschung.

Sie werden vielleicht einwenden, dass es deshalb ja spezielle Zentren gibt, in denen die Ausbreitung bekannter und das Auftauchen neuer Erreger verfolgt wird. In den USA haben diese Rolle die Centers for Disease Control and Prevention mit Hauptsitz in Atlanta inne, in Europa das European Center for Disease Prevention and Control. Sie haben recht, genau dafür sind diese Organisationen gegründet worden. Ob sich aber ein Keim so entwickelt, wie die Fachleute prognostizieren, oder ob es doch zu einer echten Überraschung kommt, bleibt abzuwarten. Trotz all unseres Wissens spielt der Faktor Zeit immer noch die wichtigste Rolle. Reicht die Zeit, um einen Impfstoff zu entwickeln und/oder die Bevölkerung mit anderen Mitteln zu schützen?

Es ist gut, dass es diese Seuchenzentren gibt. Denn wenn uns die Geschichte der Seuchen etwas lehren kann, so ist es die Gewissheit, dass eine neue Seuche kommen wird. Es ist nur die Frage, wann dies der Fall sein wird und ob wir dann genügend Handlungsspielraum haben, um angemessen reagieren zu können.

Was macht unsere moderne Welt so anfällig für Killer-Keime?

Leben, dieses Wunder unseres Universums, entstand vor 4 Milliarden Jahren. Der Mensch trat vor rund 200 000 Jahren auf. Und doch hat er es in dieser relativ kurzen Zeit geschafft, das Gleichgewicht der Natur zu gefährden.

Yann Arthus-Bertrand (*1946), frz. Fotograf,
Journalist und Umweltaktivist

Bislang sind mehr als 1600 für den Menschen infektiöse Mikroorganismen entdeckt worden, wobei alle zwei Jahre durchschnittlich drei neue Krankheitserreger hinzukommen. Etwa 60 Prozent aller neuen Infektionskrankheiten des Menschen sind aus dem Tierreich »importiert«. Von diesen wiederum stammen mehr als 70 Prozent von Wildtieren. Vor allem in den Urwäldern der Erde – in Afrika, Asien sowie Süd- und Mittelamerika – befindet sich ein unermesslich großes Reservoir neuer Keime. Knapp 1 Million Land-Tierarten, von denen etwa die Hälfte in den tropischen Regenwäldern beheimatet ist, sind zwar schon bekannt. Man schätzt jedoch, dass es insgesamt etwa 8 Millionen Tierarten auf dem Lande gibt. Davon die Hälfte wären also 4 Millionen allein in den Regenwäldern. Stellen wir uns nun noch vor, dass all diese Arten von einer Vielzahl sehr unterschiedlicher Bakterien, Viren, Pilzen und Würmern besiedelt werden, so können wir ermessen, welch eine astronomische Anzahl von potenziell bösartigen Keimen dort auf uns wartet. Die Berührungspunkte zwischen diesen fremdartigen Lebenswelten und dem Menschen waren noch vor 50 Jahren eher spärlich und auf die lokale Bevölkerung beschränkt. Doch in den vergangenen Jahrzehnten hat sich die Situation dramatisch verändert. Um die natürlichen Ressourcen der Regenwälder besser ausbeuten zu können – etwa zur Gewinnung von Bodenschätzen oder Tropenhölzern –, wurden Straßen durch zuvor unberührte Gegenden gebaut, wurden weite Teile der Wälder abgeholzt, um Viehzucht zu betreiben oder um beispielsweise den Hunger der Industrienationen nach Biokraftstoffen aus Palmöl zu stillen. Diese Entwicklung bringt die Tierwelt mit ihren Mikroben in immer engeren Kontakt zum Menschen und sorgt so dafür, dass neue Infektionskrankheiten in die Menschenwelt eindringen können, beispielsweise über den Konsum sogenannten Bushmeats – also von Fleisch aus dem Urwald – oder auch über den Export von exotischen Tieren. Ein weiterer Faktor, der für die Entstehung neuer Keime und deren Verbreitung verantwortlich ist, ist die Tierhaltung vor allem in Südostasien, sowohl die kleinbäuerliche Haltung, bei der Mensch und Tier auf engstem Raum zusammenleben, vor allem aber die der massenhaften Geflügelhaltung. Ist ein neuer Keim erst einmal beim Menschen angekommen, kann er sich – so er von Mensch zu Mensch weitergegeben wird – rasend schnell verbreiten. Das liegt zum einen daran, dass immer mehr Menschen auf immer engerem Raum zusammenleben – Stichwort: Verstädterung –, zum anderen an der enorm angewachsenen Mobilität der Menschheit: Durch den internationalen Flugverkehr gelangen Krankheitserreger in nicht einmal einem Tag um den gesamten Erdball.

Ebenfalls verantwortlich für die Zunahme gefährlicher Infektionskrankheiten sind Resistenzen der Keime gegen die einstmals so mächtigen Antibiotika und antiviralen Medikamente. Auch dafür ist der Mensch verantwortlich. Denn durch den unachtsamen Gebrauch der Medikamente sowohl in der Behandlung von Krankheiten als auch zur Wachstumssteigerung in der Massentierhaltung reichen Keime ihre Resistenzen untereinander weiter. Die Folge: Immer mehr Keime sind immun gegen Antibiotika und antivirale Mittel.

Die genannten Gründe steigern das Risiko einer tödlichen weltumspannenden Seuche immens.

Gefahr aus dem Dschungel

»Die Patienten erbrachen ihre Eingeweide. Unter schrecklichen Schmerzen schälten sich ihre Schleimhäute, ihre Zungen und Rachen lagen in Fetzen. Sämtliche Organe vom Hirn bis zu den Hoden waren befallen, alle Adern leckten, Gewebsflüssigkeit strömte unter die Haut und in die Körperhöhlen, bei Leichenöffnungen fand ich überall Wasser, überall Verwüstung. Es war offensichtlich, dass ich einer der übelsten Infektionskrankheiten überhaupt gegenüberstand.« Diese Zeilen schrieb Jürgen Knobloch, zu dem Zeitpunkt Direktor des Instituts für Tropenmedizin der Universität Tübingen im Jahre 1995 im *SPIEGEL*. Was er da mit drastischen Worten beschrieb, hatte Knobloch 19 Jahre zuvor in Maridi (Sudan) erlebt. Anhand der Symptome – Blutungen aus allen Körperöffnungen – war dem Mediziner rasch klar, dass es sich um ein sogenanntes hämorrhagisches Fieber handeln musste. Knobloch tippte auf Lassafieber, das 1969 zum ersten Mal beschrieben worden war. Hier irrte Knobloch. Er hatte es mit etwas Neuem, weit Gefährlicherem zu tun: dem Ebolavirus.

Szenenwechsel. Wir befinden uns in der Universitätsstadt Marburg in Mittelhessen. Es ist ein ganz gewöhnlicher Julitag im Jahre 1967, als in den Behringwerken mehrere Labormitarbeiter plötzlich an hohem Fieber, Kopf- und Muskelschmerzen leiden. Wenig später kommen Brechreiz, Erbrechen und Durchfall hinzu. Die Ärzte tippen zunächst auf eine Sommergrippe. Doch dann wird am 8. August der Erste der Erkrankten mit inneren Blutungen in die Medizinische Universitätsklinik eingeliefert. Ende des Monats sind es bereits 19 Mitarbeiter, die mit den gleichen Symptomen auf der Isolierstation untergebracht werden. Etwa zur selben Zeit geschieht das Gleiche am Paul-Ehrlich-Institut in Frankfurt sowie im Institut Torlak in Belgrad. Handelt es sich um eine Seuche, die womöglich auf die Bevölkerung überspringen könnte? Welche Erreger sind verantwortlich? Bald findet man den gemeinsamen Nenner der Fälle: Alle Patienten haben mit Meerkatzen als Labortieren gearbeitet. Und alle Meerkatzen stammten aus derselben Lieferung aus Uganda. Schon nach kurzer Zeit sind sie als Überträger der gefährlichen Erkrankung entlarvt.

Anfang September fordert der Erreger in Marburg fünf Todesopfer, in Frankfurt zwei. Dann, Mitte September, tritt eine Entspannung der Lage ein, als zum einen keine weiteren Erkrankungsfälle etwa in den Familien der Patienten auftreten und zum anderen die überlebenden Patienten sich so weit erholt haben, dass sie aus dem Krankenhaus entlassen werden können. Im Oktober dann gelingt es Prof. Dr. Werner Slenczka, der zu der Zeit als wissenschaftlicher Assistent am Hygiene-Institut der Philipps-Universität Marburg arbeitete, und Virologen des Bernhard-Nocht-Instituts in Hamburg, den Erreger zu isolieren und darzustellen. Es ist ein bisher unbekanntes Virus, das auf den Namen »Marburg-Virus« getauft wird.

Beide Ausbrüche, die Epidemie des Ebola-Virus 1976 im Sudan und der Ausbruch des Marburg-Virus im Jahre 1967, blieben geografisch eng begrenzt. Trotz der enorm hohen Sterblichkeitsrate von 50 bis 90 Prozent bei Ebola und mindestens 25 Prozent bei Marburg kam deshalb nur eine relativ geringe Anzahl von Menschen zu Schaden. Solange diese Viren nicht über die Luft übertragen werden, sondern nur bei Kontakt mit infizierten Personen, sind sie keine große Gefahr für die Allgemeinheit. Auch wenn sich dies schnell ändern könnte, erwähne ich die beiden Viren hier aus einem anderen Grund: Beide stammen aus den Regenwäldern Afrikas. Vom ersten Auftreten des Ebolavirus im Jahre 1976 an erkrankten laut offiziellen Zahlen der Centers for Disease Control and Prevention (CDC) mindestens 8155 Menschen an Ebola, 4348 von ihnen starben – gut 53 Prozent. Was das Marburg-Virus angeht, so war nach dem ersten Ausbruch 1967 auch noch nicht Schluss. Bis dato erkrankten 469 Personen an dem Keim, von ihnen starben 383, immerhin 82 Prozent.

Das wohl bekannteste Virus, das seinen Weg vom Tier zum Menschen fand, ist das Humane Immundefizienzvirus (HIV), das die Immunschwäche-Krankheit Aids auslöst. Seit seiner Entdeckung im Jahre 1983 haben sich weltweit etwa 33 Millionen Menschen mit dem Virus infiziert. Nach Schätzungen der UNAIDS (Joint United Nations Programme on HIV/AIDS; deutsch: Gemeinsames Programm der Vereinten Nationen zu HIV/AIDS) hat das Virus bisher 25 Millionen Menschen das Leben gekostet, allein in Deutschland etwa 27 000.

Zwischen Ebola-/Marburg- und dem HI-Virus gibt es jedoch einen entscheidenden Unterschied, der unter anderem dafür verantwortlich ist, dass sich HIV als Pandemie um den gesamten Erdball ausbreiten konnte: Von der Ansteckung bis zu den ersten Symptomen vergehen bei Ebola höchstens drei Wochen, bei Marburg sogar nur fünf bis zehn Tage. Im Falle einer HIV-Infektion hingegen zeigen sich in den ersten Wochen nach der Infektion gar keine Symptome oder allenfalls grippeähnliche Anzeichen, sodass die Erkrankung nicht erkannt wird, bis meist erst Jahre später die typischen Aids-Symptome (Tumore, Pilzerkrankungen, Tuberkulose u. a.)

auftreten. Da Menschen mit HIV jedoch in den ersten Monaten nach der Infektion besonders ansteckend sind, können sie über Geschlechtsverkehr, die gemeinsame Benutzung von Injektionsnadeln bei Drogenabhängigen oder Blutspenden bereits zahlreiche Menschen infiziert haben.

Von Affenfleisch und exotischen Heimtieren

Wenn wir Fleisch essen wollen, gehen wir in den nächsten Supermarkt, zur Metzgerei oder vielleicht auch in den Bioladen. Dort finden wir so ziemlich alles, was das Herz des Nichtvegetariers begehrt: Pute, Hähnchen, Rind, Kalb, Schwein, aus konventioneller oder Biohaltung, vom Hof um die Ecke oder aus dem Ausland eingeführt, sauber abgepackt in Folie oder an der Ladentheke aufgeschnitten. Wir gehen davon aus, dass das Fleisch keine Stoffe enthält, die nicht hineingehören, und dass es im Regelfall frei ist von krank machenden Keimen. Natürlich wissen wir, dass Tiefkühlgeflügel zwar mit Salmonellen verunreinigt sein kann, wir wissen aber auch, dass wir diese nur fürchten müssen, wenn wir das Fleisch nicht ausreichend garen oder die Küchenhygiene missachten. Ob wir es gut finden oder nicht: 1 Kilo Fleisch ist oft billiger als 1 Kilo Gemüse. Mit anderen Worten: Unsere Versorgung mit hochwertigem Eiweiß ist völlig unproblematisch.

Ganz anders ist die Situation in zahlreichen Gebieten Zentralafrikas. Hier müssen viele Menschen auf die Jagd gehen, um ihre Familien zu ernähren. Wählerisch können sie dabei nicht sein. Neben kleinen Waldantilopen, sogenannten Duckern, kommen auch Ratten, Eichhörnchen, Mungos, Stachelschweine und Affen auf den Tisch, mehr oder weniger alles, was nicht schnell genug wegläuft. Neben der Jagd zum Eigenverbrauch gibt es dort auch den Handel mit diesem sogenannten Bushmeat, das in vielen Gegenden 30 bis 50 Prozent billiger ist als Fleisch aus Viehzucht und so oft die wichtigste Eiweißquelle für die arme Bevölkerung darstellt. Dass Bushmeat in Städten mancherorts als besondere Delikatesse gilt und deshalb dort sogar teurer verkauft wird als Fleisch aus Viehzucht, muss angesichts der überwiegend armen Bevölkerung als Ausnahme von der Regel betrachtet werden. Die Weltbank schätzt, dass 73 Prozent der Bewohner südlich der Sahara (des sogenannten Subsahara-Afrika) von weniger als 2 Dollar am Tag leben. Für viele von ihnen bedeutet Bushmeat Überleben, nicht Luxus.

Bushmeat ist in zweierlei Hinsicht ein Problem. Zum einen, weil der zunehmende Bedarf durch die extrem stark wachsende afrikanische Bevölkerung – in den vergangenen 20 Jahren verdoppelte sie sich in manchen Staaten – gefährdete Tierarten an den Rand des Aussterbens und darüber hinaus führen kann, zum anderen, weil über Bushmeat neue Krankheitserreger in den Menschen gelangen und zu Epidemien und Pandemien führen können. Denn beim Schlachten der Tiere kommen die Menschen unweigerlich in Kontakt mit dem Blut der Tiere. Eine offene Wunde oder ein Blutspritzer, der auf die Schleimhäute gelangt, reichen aus für eine Infektion.

Das bekannteste Beispiel für eine Übertragung eines Tiervirus auf den Menschen ist das Aids auslösende Humane Immundefizienzvirus HIV. Lange nachdem die Aidspandemie ihren Lauf genommen hatte, konnten Forscher nachweisen, dass ein ganz ähnliches Virus, das vom Schimpansen stammende Simiane Immundefizienzvirus SIV der Ursprung der HIV-Infektion beim Menschen war. Mehr noch, es zeigte sich, dass es mindestens dreimal beim Kontakt mit Bushmeat auf den Menschen übergesprungen war. Mittlerweile konnten wenigstens 18 unterschiedliche Varianten von SIV in Schimpansen nachgewiesen werden, sodass auch weitere künftige Infektionen mit anderen Varianten beim Menschen nicht ausgeschlossen werden können. Auch der Ebolaausbruch im Jahre 2002 in der Republik Kongo beispielsweise konnte sicher als Resultat von Bushmeat identifiziert werden.

Das von Bushmeat ausgehende Risiko für die Weltgesundheit ist erkannt. Angesichts der Dimensionen des Bushmeat-Handels ist aber fraglich, ob und wie sich das Problem lösen lässt. Man schätzt, dass allein im Kongobecken Afrikas jährlich 1 bis 3,4 Millionen Tonnen Bushmeat erjagt und gehandelt werden. In Lateinamerika, wo Bushmeat ebenfalls die Lebensgrundlage eines großen Bevölkerungsteils bildet, geht man von 67 000 bis 164 000 Tonnen aus. Für Asien liegen keine Schätzungen vor.

Als ähnlich problematisch wird der Handel mit exotischen lebenden Tieren eingeschätzt. »Allein Deutschland importiert jährlich 440 000 bis 850 000 lebende Reptilien und bis zu 380 000 Süßwasser-Zierfische – dazu kommen unzählige Meerwasserfische, Amphibien und Wirbellose, aber auch exotische

Säugetiere wie Tanreks oder Flughunde«, berichtet die Biologin Sandra Altherr vom Münchener Verein Pro Wildlife e. V. Für die USA existieren genauere Zahlen. Dort wurden im Jahre 2002 für mehrere Milliarden US-Dollar beispielsweise 38 000 Säugetiere, 365 000 Vögel, 2 Millionen Reptilien, 49 Millionen Amphibien und 216 Millionen Fische importiert. Wie viele fremdartige Mikroben dabei ihren Weg in Wohn- und Kinderzimmer nehmen, ist nicht kalkulierbar. Auch nicht, welchen Schaden sie möglicherweise anrichten könnten.

Massentierhaltung: Brutkasten für neue Bakterien und Viren

Als die Vogelgrippe 2004/05 Dauerthema in bundesdeutschen Medien war, wurden am Bildschirm immer wieder Bilder kleinbäuerlicher Betriebe in Südostasien gezeigt. Da liefen Hühner und Schweine in unmittelbarer Nachbarschaft frei herum, mehr oder weniger direkt neben den Schlafplätzen der Kleinbauern. Und es wurden Bilder gezeigt, wie Männer in weißen Schutzanzügen tote Vögel einsammelten. Die Bilder sollten zeigen, wie gefährlich die Erreger sind und unter welchen Bedingungen Erreger mutieren können, um schließlich mit den gen Norden ziehenden Wildvögeln auch ins heimische Deutschland zu gelangen. Die Argumentation dahinter ist diese: Wildvögel, unter denen die Vogelgrippe in einer weniger gefährlichen Form schon lange grassiert, übertragen die Viren auf die frei laufenden Hühner der Kleinbauern, die sie wiederum an die Schweine weiterreichen. In diesen »lebenden Reagenzgläsern« wandeln sich die Viren zu einer gefährlicheren Variante, die wiederum an die Hühner weitergegeben wird und bei der sich dann erneut Wildvögel anstecken, um die Krankheit auf ihren natürlichen Zugrouten bis nach Deutschland und anderswo zu tragen, wo sie auch Menschen infizieren können. Der Glaube an diesen Übertragungsweg führte unter anderem zu der Forderung, die frei laufenden Hühner der Kleinbauern müssten in Ställen untergebracht werden, um Wildvögel vor den Viren zu schützen und so die weitere Verbreitung zu stoppen. Es wurde sogar gefordert, Wildvögel als potenzielle Überträger zu keulen, ihren Lebensraum zu zerstören oder sie von ihren Brut- und Ruheplätzen fernzuhalten.

Tatsächlich wurden auch in Europa Wildvögel gefunden, die das Virus möglicherweise aus fernen Landen zu uns gebracht hatten. Doch dies ist nur ein Weg – und aller Wahrscheinlichkeit nach der unbedeutendere –, auf dem das Vogelgrippevirus um die Welt reist. Viel wahrscheinlicher ist, dass das Virus im Gepäck von Hühnern aus der Massentierhaltung zu uns kam.

Ausbrüche der Vogelgrippe 2006 in Kamerun, Ägypten, Israel, Jordanien, Niger, Nigeria, Dschibuti, Laos und Pakistan sowie im Jahre 2007 in Ungarn, Südkorea, Japan, Großbritannien, Thailand und Indonesien lassen sich bis zu Betrieben der Hühner-Großindustrie zurückverfolgen. »In vielen dieser Länder brach die Seuche nahezu zeitgleich auf mehreren großen Geflügelfarmen aus, ein Hinweis darauf, dass Zugvögel unwahrscheinliche Überträger waren«, schreibt die Organisation BirdLife International. »Eine umfassende Analyse der Abstammungslinien der Viren kommt zu dem Schluss, dass Bewegungen von Geflügel für das vielfache Wiederaufflammen [der Seuche] sowohl innerhalb der Länder als auch zwischen den Ländern verantwortlich sind und dass die Übertragung innerhalb der Geflügelzucht der hauptsächliche Mechanismus für die Erhaltung der H5N1-Endemie in der Region ist.«

In den vergangenen 20 Jahren haben verschiedene ostasiatische Staaten ihre Geflügelproduktion in schier unglaublicher Weise gesteigert. In Vietnam beispielsweise stieg nach Angaben der Food and Agriculture Organization of the United Nations (FAO) die Menge an produziertem Hühnerfleisch von 130 000 Tonnen im Jahr 1990 bis auf 465 673 Tonnen im Jahr 2010, in Thailand von 575 000 auf 1 220 260 Tonnen, in Malaysia von 348 500 auf 1 295 600 Tonnen, in Indonesien von 498 200 auf 1 650 000 Tonnen und in China von 2 663 198 auf 11 840 603 Tonnen. Im Endeffekt bedeutet das eine Steigerung innerhalb von nur 20 Jahren in Vietnam um 258 Prozent, in Thailand um 112 Prozent, in Malaysia um 271 Prozent, in Indonesien um 231 Prozent und in China um ganze 344 Prozent. Dass sich solche Zuwächse nur mittels intensivster Massentierhaltung und nicht durch bäuerliche Kleinbetriebe realisieren lassen, ist offenkundig.

Es gibt viele gute Gründe anzunehmen, dass weder die Zugvögel noch die kleinbäuerlichen Betriebe mit ihrer artgerechten Haltung für die H5N1-Ausbrüche verantwortlich sind. Ein großes Massensterben unter Wildvögeln ereignete sich 2005 am chinesischen Qinghai-See, wo zahlreiche Gänse an dem

Virus starben. Angeblich sei das Virus von dort aus nach Russland, Kasachstan und bis in die Türkei getragen worden. Allerdings, so widerspricht BirdLife dieser Darstellung, verlaufen gar keine Vogelflugrouten von China dorthin. Es existieren aber um den Qinghai-See herum zahlreiche Geflügelfarmen. Zudem: Warum gab es keine Ausbrüche beispielsweise in Afrika oder Australien, obwohl doch die Zugrouten dorthin verlaufen? Und noch ein Indiz: Als das Virus in Nigeria in Zugvögeln nachgewiesen wurde, fanden sich die verendeten Tiere nicht in den von ihnen bevorzugten Feuchtgebieten, sondern auf einer großen Geflügelfarm.

Auch gegen die Mär vom Ursprung der Seuche in bäuerlichen Kleinbetrieben gibt es gute Argumente. In einem sehr umfassenden Beitrag zum Thema in der Schweizerischen *Wochenzeitung* vom 16. März 2006 heißt es: »In Laos, wo es im Gegensatz zu den Nachbarländern Thailand oder Vietnam bislang nur wenige Vogelgrippefälle gegeben hat, sind die industriellen und kleinbäuerlichen Betriebe weitgehend voneinander getrennt. Weniger als 10 Prozent der laotischen Geflügelproduktion stammen aus Industriebetrieben; Kleinbauern verwenden Küken, die sie selbst gezüchtet haben. Mit Ausnahme der Hauptstadt wird Geflügel lokal produziert und konsumiert. Wären frei herumlaufende Hühner wirklich das Problem, müsste Laos stark vogelgrippeverseucht sein. Es wurden jedoch gemäß einem Bericht des US-Departments für Landwirtschaft bis März 2005 nur 45 Fälle festgestellt, 42 davon in großen Betrieben.«

Teilweise lassen sich Ausbrüche sogar direkt bis zu großen Geflügelfarmen zurückverfolgen. In Kambodscha etwa ereignete sich im September 2004 ein Ausbruch der Vogelgrippe. Das Virus wurde aller Wahrscheinlichkeit nach über Küken des größten asiatischen Geflügel- und Geflügelfutterherstellers eingeschleppt. Die Firma stritt diesen Zusammenhang zwar ab, nachgewiesen werden konnte aber, dass der Ausbruch der Vogelgrippe unmittelbar nach dem Import thailändischer Küken erfolgte.

Es gibt zwei weitere Wege, auf denen das Virus aus Geflügelmastbetrieben verbreitet werden kann: Über den Export von Bruteiern, die bekanntermaßen das Virus enthalten können, sowie über den von Geflügelfutter, das in vielen Fällen Geflügelabfälle inklusive Kot, Federn und Einstreu enthält. Da das Virus bis zu 35 Tage in Kot und Federn überleben kann, stellt auch dieser weltweite Handel mit Geflügelfutter ein Sicherheitsrisiko dar.

Zumindest teilweise haben die Food and Agriculture Organization of the United Nations (FAO), die World Organization for Animal Health (OIE) und die WHO das Problem erkannt. In ihrer gemeinsam verfassten »Globalen Strategie zur Prävention und Kontrolle der hochpathogenen Vogelgrippe (H5N1)« aus dem Jahre 2008 heißt es: »Die Verbreitung der Krankheit über den Fernhandel mit Geflügelprodukten wurde in mehreren Fällen nachgewiesen.«

Bis zum 10. Dezember 2013 waren laut WHO-Statistik 648 Personen an der H5N1-Vogelgrippe erkrankt und 384 gestorben (knapp 60 %). Anfang 2013 war ein neuer Vogelgrippe-Stamm aufgetaucht: H7N9. Bis heute (25. Januar 2014) erkrankten 238 Menschen an H7N9, 57 starben (24 %). Die Tatsache, dass H7N9-Fälle in China örtlich recht weit entfernt voneinander liegen, spricht dafür, dass sich der Erreger bereits stabil etabliert hat. Bislang gibt es keine Hinweise auf eine mehr als sporadische Verbreitung des Erregers von Mensch zu Mensch. Wollen wir hoffen, dass es so bleibt. Sicher sein kann sich diesbezüglich niemand.

Globalisierung: Viren reisen Economyclass

Die Pestpandemie der Jahre 1347 bis 1353 brauchte etwa drei Jahre, bis sie sich von der Krim über ganz Europa bis nach Skandinavien ausgebreitet hatte. Die Influenzapandemie der Jahre 1918/19 benötigte nur noch knapp sechs Monate, um von den USA ausgehend ganz Europa mit Leichenbergen zu überziehen. Die Atemwegsseuche SARS wurde am 11. Februar 2003 erstmals in China gemeldet und tauchte am 15. März 2003 bereits in Deutschland auf, nur einen Monat später. Im Falle von SARS ging die Seuche glücklicherweise noch einmal glimpflich aus: 8000 Personen in rund 30 Ländern auf sechs Kontinenten erkrankten, »nur« 774 starben.

Es liegt auf der Hand, dass diese unterschiedliche Ausbreitungsgeschwindigkeit der Seuchen nichts mit den Erregern selbst zu tun hat, sondern vielmehr mit der Mobilität der Menschen und den jeweiligen Reisegeschwindigkeiten. Die meisten Menschen des Mittelalters verließen selten ihr eigenes Dorf oder ihre Stadt. Und diejenigen – meist höheren Standes –, die überhaupt von Ort zu

Ort reisten, mussten entweder zu Fuß gehen oder Pferd oder Kutsche nehmen. Ein Wanderer bringt es auf eine Tagesleistung von etwa durchschnittlich 25 Kilometern, ein Reiter schafft selbst mit Pferdewechsel nicht mehr als allenfalls 80 Kilometer täglich, und eine Kutsche war mit maximal 30 Kilometern am Tag nur unwesentlich schneller als ein Wanderer. Kein Wunder also, dass sich die Pest damals ausgesprochen langsam verbreitete.

Anfang des 20. Jahrhunderts, als die Influenza um die Welt reiste, hatte nicht nur die Mobilität zugenommen – man verbrachte nicht mehr sein ganzes Leben in seiner Geburtsstadt –, auch die Fortbewegungsmittel hatten sich verändert. Man reiste nicht mehr zu Fuß, sondern mit der Eisenbahn, die es damals auf immerhin 90 Kilometer in der Stunde brachte. Wer es sich leisten konnte, benutzte Auto oder Motorrad, und Ziele in Übersee wurden nicht mehr nur mit Segelschiffen, sondern mit den moderneren und schnelleren Dampfschiffen angesteuert, die für die Überquerung des Atlantiks nur noch rund zwei Wochen benötigten. Hinzu kamen bei der Influenzapandemie 1918/19 die Truppenbewegungen aufgrund des Ersten Weltkriegs, bei denen viele Menschen unter beengten Verhältnissen sowohl innerhalb der USA – wo die Seuche ausbrach – als auch über den Atlantik und innerhalb Europas transportiert wurden. Das Virus fand also bereits recht gute Reisebedingungen vor.

Und doch, das SARS-Virus hatte es 2003 noch leichter, von A nach B zu kommen. Die Mobilität der Menschen unserer Zeit hat insbesondere in den Industrienationen ein nie da gewesenes Ausmaß erreicht. Wir legen die paar Hundert Kilometer zu Freunden oder Verwandten in wenigen Stunden mit dem Auto, der Bahn oder auch dem Flieger zurück. Viele von uns machen mindestens einmal im Jahr einen Urlaub im Ausland, vorzugsweise in warmen und/oder exotischen Ländern. Der internationale Flugverkehr macht die Reise nach Mallorca, Hawaii oder Thailand zu erschwinglichen Preisen zu einer Sache weniger Stunden. Am Abend noch im kalten, verregneten Deutschland, am nächsten Morgen schon die tropische Hitze des Regenwaldes. Weltweit waren 2003 gut 2 Milliarden Menschen mit dem Flugzeug unterwegs, heute deutlich über 4 Milliarden. Pro Jahr sind weltweit mehr als 30 Millionen Flüge zu verzeichnen, pro Tag etwa 100 000 Starts und Landungen.

Lassen Sie uns einmal ein mögliches Szenario durchspielen: Als besonderes Highlight hat Familie Mustermann – Mutter, Vater, 15-jährige Tochter,

17-jähriger Sohn – für ihren Sommerurlaub eine viertägige Trekkingtour zu den Berggorillas in Ruanda sowie einen anschließenden fünftägigen Aufenthalt in einer Pension in der Nähe der Hauptstadt Kigali gebucht. Die Familie ist begeistert und nimmt sich schon am dritten Tag vor, in ein paar Jahren wiederzukommen, wenn die Urlaubskasse wieder ausreichend gefüllt ist. Doch dazu wird es nicht kommen.

Schon einen Tag vor dem Rückflug bekommt der 17-Jährige hohes Fieber, Hals-, Kopf- und Gliederschmerzen. Auf dem Flug erbricht sich der junge Mann. Seine Mutter und eine freundliche Flugbegleiterin reinigen den Sitz und die Kleidung des Jungen. Nach 6094 Kilometern und knapp neun Stunden landet die Maschine in Frankfurt am Main. Von den 600 Passagieren haben sich elf Personen bei dem Jungen angesteckt, ebenso die Flugbegleiterin und ein Steward, der sich um die Entsorgung der Reinigungsutensilien gekümmert hat. Die Flugbegleiterin reist von Frankfurt aus mit ihrem Freund selbst in den Urlaub, auf die Malediven. Der Steward versieht am nächsten Tag seinen Dienst in einem Flieger nach Thailand. Von den elf infizierten Passagieren bleiben drei in Frankfurt, sechs reisen weiter nach Hamburg, Stuttgart, München und Hannover, zwei nach London und New York.

Sie alle bekommen wenige Tage später die gleichen Symptome wie der junge Mann, sie alle haben weitere Personen angesteckt, die wiederum bereits wenige Stunden nach der Ansteckung andere infizierten. Auf diese Weise hat sich die Krankheit schon in Europa, Asien und Amerika ausgebreitet, als in der Abteilung für Infektions- und Tropenmedizin der Ludwig-Maximilians-Universität München der neue Erreger dingfest gemacht wird. Es handelt sich wie bei Ebola um ein hämorrhagisches Virus, das acht von zehn Patienten tötet und anders als Ebola und ähnlich wie der Grippeerreger über die Luft übertragen wird. Der Albtraum aller Seuchenmediziner! Herkömmliche Virostatika versagen bei dem Virus, das auf den Namen Gitaramafieber getauft wird, nach der Stadt, auf dessen Marktplatz sich der Mustermann-Junge vermutlich angesteckt hat. Zwei Monate später, als sich ein eilig entwickeltes Virostatikum als wirksam erweist, sind 230 Millionen Menschen tot.

Ein solch rascher Seuchenzug rund um die Erde wäre früher undenkbar gewesen. Jetzt sind wir gezwungen, diese Geschwindigkeit einzukalkulieren.

Der Klimawandel bringt auch neue Krankheiten

Wenn wir das Wort »Klimawandel« hören, denken wir zunächst an einen Anstieg der Durchschnittstemperatur um voraussichtlich zwei Grad Celsius, an trockenere Sommer und feuchtere Winter, an Sturmfluten und Hurrikans, vielleicht auch an den zu befürchtenden Meeresanstieg um 25 bis 58 Zentimeter, der tief liegende Staaten wie die Malediven mit ihren mehr als 300 000 Einwohnern vermutlich zum Umzug zwingen wird. Dass extreme Wettersituationen wie lange Hitzeperioden auch gesundheitliche Auswirkungen haben können, dass vor allem ältere Mitbürger und Kinder darunter leiden können, steht außer Frage. Der oft als Jahrhundertsommer bezeichnete Sommer 2003 beispielsweise hat in Europa Tausende Tote gefordert.

Doch die globale Erwärmung mit ihren milderen Temperaturen hat auch Auswirkungen auf die Verbreitung von Krankheitserregern. Schon im Jahre 2006 verzeichnete das Robert Koch-Institut (RKI) einen Anstieg von Krankheiten, die durch Zecken übertragen werden. Die Anzahl der Fälle der Frühsommer-Meningoenzephalitis (FSME) – eine Erkrankung durch das FSME-Virus, die in schweren Fällen zu Bewusstseinsstörungen, Koma und Lähmungen führen kann – nahm von 274 Fällen im Jahr 2004 auf 541 Fälle im Jahr 2006 zu. Auch die Zahl der ebenfalls von Zecken übertragenen Borreliose – sie wird von Bakterien aus der Gruppe der Borrelien ausgelöst und kann alle Organe inklusive des Nervensystems und der Gelenke befallen – stieg im gleichen Zeitraum an. Man geht davon aus, dass durch die milderen Temperaturen mehr Zecken in der Natur vorhanden waren und sich die Menschen wegen des angenehmen Wetters vermehrt im Freien aufhielten. Doch bereits im Jahre 2003 kam eine Studie des Instituts für Medizinische Parasitologie der Universität Bonn zu dem Schluss, dass auch die Durchseuchung der Zecken mit den Erregern zugenommen hatte. FSME und Borreliose aber sind Risiken, die lange bekannt sind und deshalb wenig Schrecken verbreiten.

Von anderer Art war dagegen ein Ausbruch des von Stechmücken übertragenen Chikungunyafiebers in Italien im August des Jahres 2007. In der italienischen Provinz Ravenna (Region Emilia-Romagna) wurden bis zum 4. September 197 Fälle gemeldet, die meisten davon in den Dörfern Castiglione di Cervia und Castiglione di Ravenna. Keiner der Betroffenen hatte zuvor eine Reise in ein ausländisches Endemiegebiet – Afrika, Südostasien oder Indien – unternommen. Es gilt als bewiesen, dass das Virus sich in Italien lokal verbreitet hat, nachdem ein Tourist am 21. Juni vom indischen Subkontinent nach Italien eingereist war, bei dem zwei Tage später in Castiglione di Cervia Symptome des Chikungunyafiebers auftraten.

In wenigen Fällen wurde eine Übertragung direkt von Mensch zu Mensch beobachtet. Im Normalfall wird das Virus vielmehr über den Stich bestimmter Mückenarten (zum Beispiel Aedes albopicta) von Mensch zu Mensch übertragen, wobei die Mücke nur der Überträger ist, nicht der Wirt. Der Wirt ist stets der Mensch selbst.

Das Chikungunyafieber ist keine tödliche Erkrankung. Normalerweise treten nach einer Inkubationszeit von drei bis sieben Tagen rasch ansteigendes hohes Fieber mit starken Gelenkschmerzen, Muskel- und Gliederschmerzen, Lymphknotenschwellungen, Hautausschlag, leichte Blutungen der Haut und Schleimhäute, Kopfschmerzen, allgemeine Erschöpfung, manchmal Augenentzündungen und Magen-Darm-Beschwerden auf, die im Regelfall nach ein bis zwei Wochen ohne nachbleibende Schäden wieder von selbst verschwinden. Manchmal können die Beschwerden auch nach Monaten wiederkehren und bei jedem 10. bis 20. Patienten dauern die Gelenkschmerzen über lange Zeit an. Todesfälle infolge einer Chikungunyainfektion sind selten. So kam es bei einem Ausbruch 2006 in La Réunion, einer zu Frankreich gehörenden Insel im Indischen Ozean, bei dem 266 000 Personen erkrankten, zu nur 248 Todesfällen, was einer Sterblichkeitsrate von 0,09 Prozent entspricht.

Auch wenn das Chikungunyafieber also relativ harmlos ist: Die Überträgerin der Erkrankung, die Asiatische Tigermücke Aedes albopictus, breitet sich auch aufgrund des Klimawandels in ehemals kälteren Regionen immer weiter aus. Und sie überträgt nicht nur Chikungunyaviren, sondern auch teils schwere Viruserkrankungen wie Gelbfieber, West-Nil-Fieber und Denguefieber. Bislang ist die Mücke bis nach Italien, Südfrankreich, Nordspanien, ins Tessin und in die Schweiz vorgedrungen. Bis zu uns ist es nur noch ein kleiner Sprung, und was da auf uns zukommen könnte, ist alles andere als harmlos: Das Gelbfiebervirus führt beispielsweise bei 15 bis 25 Prozent der Betroffenen zu schweren Symptomen, die bei jedem Zweiten in der sogenannten toxischen Phase mit dem Tod durch Nieren- oder Leberversagen, Schock oder Krampfanfälle endet. Eine ursächliche Behandlung (mit antiviralen Medikamenten) ist nicht möglich. Das West-Nil-Fieber verläuft in den meisten Fällen mild. Bei weniger als 1 Prozent der Betroffenen aber wird das Zentralnervensystem angegriffen und es kommt zu Lähmungserscheinungen ähnlich wie bei der Kinderlähmung. Dengueviren lösen das Denguefieber aus, das meist nach einer Woche wieder abklingt. Etwa 2 bis 4 Prozent der Patienten erleben jedoch einen schweren Krankheitsverlauf, der mit inneren Blutungen und akutem Schock bei 1 bis 5 Prozent der Patienten zum Tode führt. Bei einzelnen Epidemien in der Vergangenheit wurden jedoch auch Sterberaten von bis zu 15 Prozent festgestellt.

Im Jahre 2008 veröffentlichte die Wildlife Conservation Society (WCS) einen Report mit dem Titel *The Deadly Dozen: Wildlife Diseases in the Age of Climate Change* (dt.: Das tödliche Dutzend: Krankheiten aus der Tierwelt im Zeitalter des Klimawandels). Dr. Steven E. Sanderson, Präsident und geschäftsführender Vorstand (CEO) der WCS: »Der Begriff ›Klimawandel‹ beschwört Bilder von schmelzenden Eiskappen und einem Anstieg des Meeresspiegels, der Küstenstädte und -nationen bedroht. Aber genauso wichtig ist der Einfluss ansteigender Temperaturen und sich verändernder Niederschlagsmengen auf die Verteilung gefährlicher Krankheitserreger. Die Gesundheit der Wildtiere ist eng verknüpft mit den Ökosystemen, in denen sie leben, und wird beeinflusst von der sie umgebenden Umwelt. Sogar geringe Störungen können weitreichende Folgen haben in Bezug auf die Krankheiten, denen sie ausgesetzt sind und die sie übertragen können.«

Die zwölf gefährlichen Krankheiten des »tödlichen Dutzends« umfassen nach Ansicht der WCS die Vogelgrippe, die von Zecken übertragene Babesiose, die durch Trinkwasser verbreitete Cholera, das gefürchtete Ebolafieber, verschiedene Parasiten, die bereits erwähnte Lyme-Borreliose, die Pest, die »rote Flut«, das Rift-Valley-Fieber, die Schlafkrankheit, Tuberkulose und Gelbfieber. Mehr zu den einzelnen Erkrankungen des tödlichen Dutzends im Kapitel »Die aktuellen Bedrohungen« ab Seite 95.

Antibiotika: Warum die einstigen Wunderwaffen immer häufiger versagen

Wenn ein Arzt hinter dem Sarg seines Patienten geht, so folgt manchmal tatsächlich die Ursache der Wirkung.
    Robert Koch (1843–1910), deutscher Mediziner und Mikrobiologe

»MRSA-Keime kosteten Michael sein Bein«, betitelte die *BILD*-Zeitung ihren Bericht in einer Serie über Krankenhausinfektionen. Der Fall: Michael R. ist noch jung, als er sich wegen einer instabilen Kniescheibe 1994 operieren lässt. Eigentlich ein Routineeingriff. Doch die Wunde entzündet sich, beginnt zu eitern. Der Abstrich drei Monate nach der OP offenbart, dass es sich um Staphylokokkenbakterien handelt. Dieser Keim besiedelt natürlicherweise unsere Haut und Schleimhäute, meist ohne Probleme zu bereiten. Gelangt er aber in Wunden, so kann er eine Wundinfektion auslösen. So wie bei Michael R., bei dem der Keim während der OP tief in die Wunde gelangte.

Ein klarer Fall für ein Antibiotikum. Doch der junge Mann hat Pech: »Seine« Staphylokokken sprechen auf die gängigen keimtötenden Mittel nicht an, sie sind resistent. Ganze 70 weitere OPs lässt Michael R. über sich ergehen, leidet schlimme Schmerzen, während sein Bein vor sich hin fault. 13 Jahre später steht fest: Es handelt sich um sogenannte MRSA-Keime, die gegen sämtliche Antibiotika resistent sind. 2007 legt sich Michael R. wieder unters Messer und lässt sich das kranke Bein amputieren. Für ihn ist es die Erlösung nach langem Leiden. Mithilfe seiner Prothese kann er sogar wieder mit seiner Frau tanzen gehen und mit seinen vier Söhnen kicken. Auch wenn es merkwürdig klingt: So viel »Glück« haben nicht alle, die sich in der Klinik eine sogenannte nosokomiale Infektion, eine Krankenhausinfektion, zuziehen.

Wenn das Krankenhaus krank macht

Niemand geht gern ins Krankenhaus. Entweder steht einem eine Behandlung bevor, die vielleicht hilfreich, meist aber doch eher unangenehm ist, oder aber man soll mit modernster Diagnostik genau unter die Lupe genommen werden, um den Grund der Erkrankung zu finden und andere Ursachen auszuschließen. Auch dies ist oft wenig angenehm. Doch es gibt einen Grund, das Krankenhaus regelrecht zu fürchten: Es gibt dort Keime, die einen erst richtig krank machen können.

Man geht davon aus, dass sich jährlich etwa 400 000 bis 600 000 Patienten in deutschen Krankenhäusern mit nosokomialen Keimen (Krankenhauskeimen) infizieren. Und auch wenn der Fall von Michael R. tragisch ist, noch tragischer ist, dass Jahr für Jahr in Deutschland 10 000 bis 15 000 Menschen an solchen Nosokomialinfektionen sterben.

Jener Keim, der Michael R. seine Leidensgeschichte beschert hat, ist einer der gefürchtetsten Krankenhauskeime: MRSA. MRSA steht für **M**ethicillin-**r**esistente **S**taphylococcus-**a**ureus-Bakterien. Staphylokokken sind kugelförmige Bakterien, die fast überall in der Natur vorkommen, bei fast jedem Dritten von uns die Haut und/oder die oberen Atemwege besiedeln und meist keine Symptome auslösen. Ist aber das Immunsystem geschwächt, so können Staphylokokken Hautinfektionen wie Furunkel, Karbunkel und Wundinfektionen, aber auch Nasennebenhöhlen-, Mittelohr- und Ohrspeicheldrüsenentzündungen, Muskelerkrankungen und lebensbedrohliche Erkrankungen wie eine Entzündung der Herzinnenhaut (Endokarditis), Lungenentzündung, Blutvergiftung (Sepsis) und das Toxische Schocksyndrom (TSS) auslösen, bei dem es zu einem schweren Kreislauf- und Organversagen kommt. Problematisch wird es immer dann, wenn der auslösende Staphylococcus-aureus-Stamm gegen eines oder mehrere Antibiotika resistent ist. Sprechen die Bakterien nicht mehr auf Methicillin und andere Penicilline (genauer: ß-Lactam-Antibiotika) an, so spricht man von Methicillin-resistenten Staphylococcus-aureus-Bakterien (MRSA). Seit 1990, als nur etwa 1 Prozent der Staphylokokken eine solche Resistenz aufwies, ist der Wert in deutschen Kliniken auf gut 20 Prozent der Staphylococcus-aureus-Stämme im Jahre 2007 angestiegen.

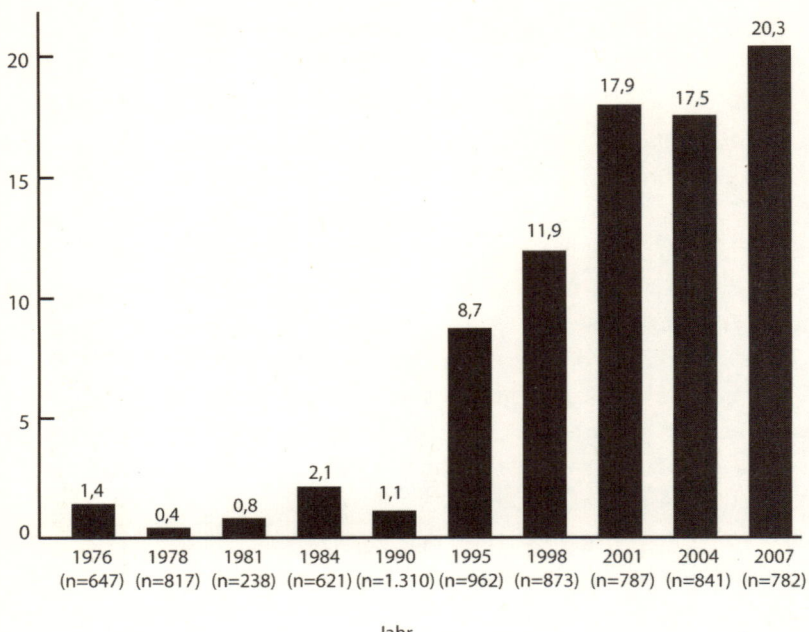

Abbildung 1: MRSA 1976–2007
Quelle: Bundesamt für Verbraucherschutz und Lebensmittelsicherheit; Paul-Ehrlich-Gesellschaft für Chemotherapie e.V.; Infektiologie Freiburg (Hg.) (2011): GERMAP 2010 – Antibiotika-Resistenz und -Verbrauch. Bericht über den Antibiotikaverbrauch und die Verbreitung von
Antibiotikaresistenzen in der Human- und Veterinärmedizin in Deutschland, S. 32

Falls eine solche Resistenz vorliegt, versucht man es in der Klinik natürlich
mit anderen Antibiotika. Doch auch andere Antibiotika wie Ciprofloxacin,
Gentamicin, Erythromycin oder Clindamycin wirken nicht mehr bei allen
Staphylokokken, sodass man mit Fug und Recht MRSA leider allzu oft mit
»multiresistente Staphylococcus-aureus-Bakterien« übersetzen kann.

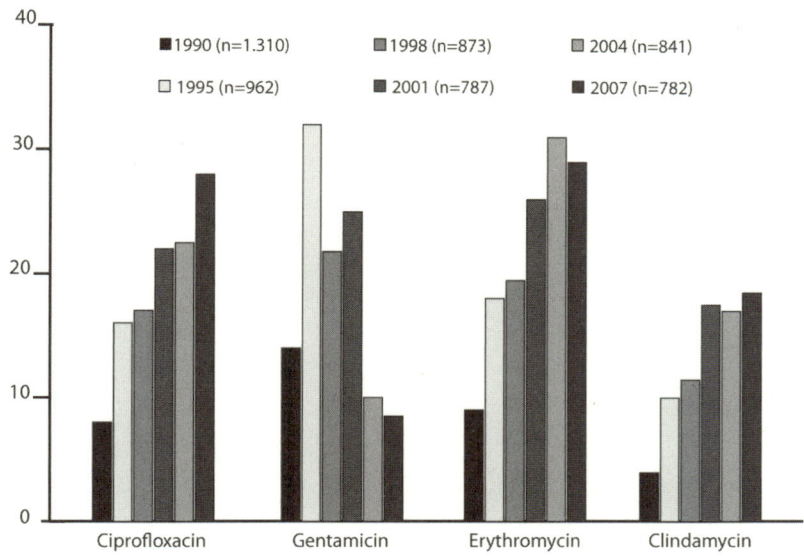

Abbildung 2: MRSA und andere Antibiotika
Quelle: Bundesamt für Verbraucherschutz und Lebensmittelsicherheit; Paul-Ehrlich-Gesellschaft
für Chemotherapie e.V.; Infektiologie Freiburg (Hg.) (2011): GERMAP 2010 – Antibiotika-Resistenz und -Verbrauch. Bericht über den Antibiotikaverbrauch und die Verbreitung von Antibiotikaresistenzen in der Human- und Veterinärmedizin in Deutschland, S. 30

In solchen Fällen haben die Mediziner kein probates Gegenmittel mehr an
der Hand, das sie einsetzen könnten. Bei Michael R. half immerhin noch die
Amputation. Kommt es hingegen zum Toxischen Schocksyndrom oder einer
Sepsis, ist der Patient oft dem Tod geweiht.
Ursprünglich waren MRSA fast ausschließlich auf Krankenhäuser beschränkt.
Schon in den 1990er-Jahren kamen MRSA in Südostasien und Kalifornien
zudem außerhalb der Kliniken vor. Heute findet man sie auch in Deutschland,
und zwar über das gesamte Bundesgebiet verstreut, wo sie vor allem Abszesse
und Wundinfektionen, aber auch Harnwegsinfekte und Lungenentzündungen
auslösen. Und, wie sollte es auch anders sein, auch diese Keime außerhalb der
Kliniken sind gegen viele andere Antibiotika resistent.

Doch MRSA sind beileibe nicht die einzigen Problemkeime. An zweiter Stelle nach den MRSA stehen sogenannte Enterokokken, kugelförmige Bakterien, die Teil der normalen Darmflora bei Mensch und Tier sind. Wie MRSA können auch Enterokokken – vor allem Enterococcus faecalis und Enterococcus faecium – eine Reihe von Infektionen hervorrufen, zum Beispiel Harnwegsinfektionen, Wundinfektionen bis hin zu schweren Infektionen wie Sepsis und Endokarditis. Und auch die Enterokokken haben in den vergangenen 20 Jahren in Sachen Resistenz kräftig aufgerüstet. So gibt es eine Reihe von Enterokokkenstämmen, denen fast alle verfügbaren Antibiotika nichts mehr anhaben können. Noch gibt es drei Reserveantibiotika, die sich mit Erfolg in solchen Fällen anwenden lassen: Quinupristin-Dalfopristin, Linezolid und Tigecyclin. Es stellt sich nur die Frage, wie lange noch.

Der dritte Problemkeim ist ebenfalls ein Bewohner unseres Darms, Escherichia coli, kurz E. coli genannt. Die meisten Stämme von E. coli sind harmlos. Aber eben nicht alle. Ein bestimmter Stamm E. coli kam 2011 zu trauriger Berühmtheit: EHEC, das enterohämorrhagische E.-coli-Bakterium, an dem 3842 Deutsche erkrankten und 53 von ihnen starben (mehr zu EHEC ab Seite 96). Krank machende E.-coli-Stämme werden je nach Art der durch sie ausgelösten Beschwerden benannt beziehungsweise gekennzeichnet. Das »enterohämorrhagisch« bei EHEC beispielsweise beinhaltet zwei alt-griechische Wortstämme, »entoro« für »Darm« und »hämorrhagisch« für »blutend«, weil die Bakterien eine schwere Entzündung des Darms mit blutigen Durchfällen hervorrufen. Enterotoxische E. coli sind häufig Ursache von »Montezumas Rache«, weil die von ihnen produzierten Gifte (Toxine) im Darm (Entero) Durchfall auslösen (ETEC), und enteroinvasive E. coli dringen in die Darmwand ein (invasiv) und rufen so Entzündungen hervor (EIEC). Auch bei E. coli hat sich besonders stark im Klinikbereich – etwas schwächer jedoch auch im ambulanten Bereich – eine deutliche Zunahme der Antibiotikaresistenzen, vor allem gegen die häufig verwendeten Substanzen wie die sogenannten Breitband-Penicilline und Fluorchinolone, gezeigt. Noch gibt es wirksame Antibiotika, gegen die weniger als 1 Prozent der Keime resistent ist. Dennoch sind sich die Experten einig, dass es keineswegs so bleiben muss. In GERMAP 2010, dem 2011 erschienenen »Bericht über den Antibiotikaverbrauch und die Verbreitung von Antibiotikaresistenzen in der Human- und Veterinärmedizin in Deutschland« schreiben die Autoren des Kapitels über E. coli: »Ein umsichtiger Einsatz von Antibiotika zur Vermeidung der Selektion (multi)resistenter E. coli ist daher dringend nötig.« Staphylokokken, Enterokokken und E. coli sind keineswegs die einzigen Keime, bei denen Antibiotika immer häufiger versagen. Zu erwähnen wäre auch noch Streptococcus pneumoniae, der bei jedem zehnten Erwachsenen und bis zu jedem zweiten Kleinkind die oberen Atemwege besiedelt. Er kann Lungenentzündung, aber auch Hirnhautentzündung (Meningitis), Sepsis, Mittelohr- und Nasennebenhöhlenentzündung sowie chronische Bronchitis auslösen. Noch sind bei uns die wenigsten Erreger gegen gängige Antibiotika resistent. In Spanien, Frankreich und einigen anderen Ländern Süd- und Südosteuropas aber liegt die Resistenzrate bei bis zu 50 Prozent.

Weitere Problemkeime sind Haemophilus influenzae, Moraxella catarrhalis, Pseudomonas aeruginosa, das Tuberkulosebakterium Mycobacterium tuberculosis, Neisseria meningitidis – dessen Infektionen zu 10 Prozent eine hohe Sterblichkeit und schwere Folgeschäden auslösen können – und zahlreiche andere.

Auch verschiedene Pilze können vor allem bei alten und kranken Menschen schwere Krankheiten verursachen (zum Beispiel Candida albicans). Befällt Candida albicans innere Organe wie Leber, Milz, Nieren oder Lunge, so führt die Infektion in etwa 44 Prozent der Fälle zum Tod.

Sogar Viren können Resistenzen gegen sogenannte Virostatika wie Oseltamivir (besser bekannt als Tamiflu®) oder Aids-Medikamente entwickeln. So ist im Falle einer Influenzaepidemie (Grippe) keineswegs sicher, dass die verordneten Mittel helfen. Bis zu 60 Prozent bestimmter Influenzaviren haben sich schon 2008 als resistent erwiesen.

Wie kommt es zur Resistenzentwicklung?

Resistenzen entstehen durch ein Zusammenspiel von Mutation und Selektion. Lassen Sie mich das an einem typischen Beispiel erläutern. Der fünfjährige Frederick hat Fieber, Schnupfen, Hals- und Kopfschmerzen. Auch wenn der Kinderarzt sich durchaus darüber im Klaren ist, dass es sich aller Wahrscheinlichkeit nach um einen viralen Infekt handelt, bei dem Antibiotika nichts ausrichten, verschreibt er dem Kind doch Amoxicillin, eines der am häufigsten bei Kindern angewandten Antibiotika. Warum er es tut? Die Mutter ist besorgt um ihr Kind. Zudem gibt sie an, sie müsse wieder arbeiten gehen, da sie um ihren Arbeitsplatz fürchtet. Vielleicht meint der Kinderarzt auch nur, dass es von ihm erwartet wird ... Er verschreibt also das Mittel mit dem Hinweis, Frederick solle es unbedingt sieben Tage lang einnehmen, jeweils zweimal täglich.

Frederick geht es ab dem dritten Tag nach dem Arztbesuch schon wesentlich besser, sodass sich die Mutter entschließt, das Mittel abzusetzen – zumal Frederick den Geruch der Suspension nicht mag. Weitere vier Tage später sind sämtliche Symptome verschwunden, Frederick ist gesund.

Während der Junge das Antibiotikum einnahm, waren die Bakterien der Darmflora des Jungen einem Dauerbeschuss des Medikaments ausgesetzt. Zahlreiche Bakterien starben. Doch weil Bakterien sich rasend schnell vermehren und dabei immer neue genetische Varianten entstehen, bildeten sich auch Bakterien, denen das Antibiotikum nichts anhaben konnte: resistente Bakterien. Und weil das Kind das Antibiotikum nicht die vollen sieben Tage lang eingenommen hatte, konnte eine Vielzahl von Bakterien im Körper des Jungen eine solche Resistenz entwickeln. Fatalerweise können Bakterien eine solche Resistenz auch untereinander austauschen, nach dem Motto: »Biete Resistenz gegen Amoxicillin, suche Resistenz gegen Erythromycin.«

Da die Häufigkeit von Antibiotikaverschreibungen am höchsten ist für Kinder unter zehn Jahren sowie für die 16- bis 19-Jährigen, werden durch völlig unnötige Verschreibungen und/oder zu kurze Einnahmen schon im Kinder- und Jugendalter jede Menge Resistenzen »angezüchtet« und von Bakterienstamm zu Bakterienstamm weitergereicht.

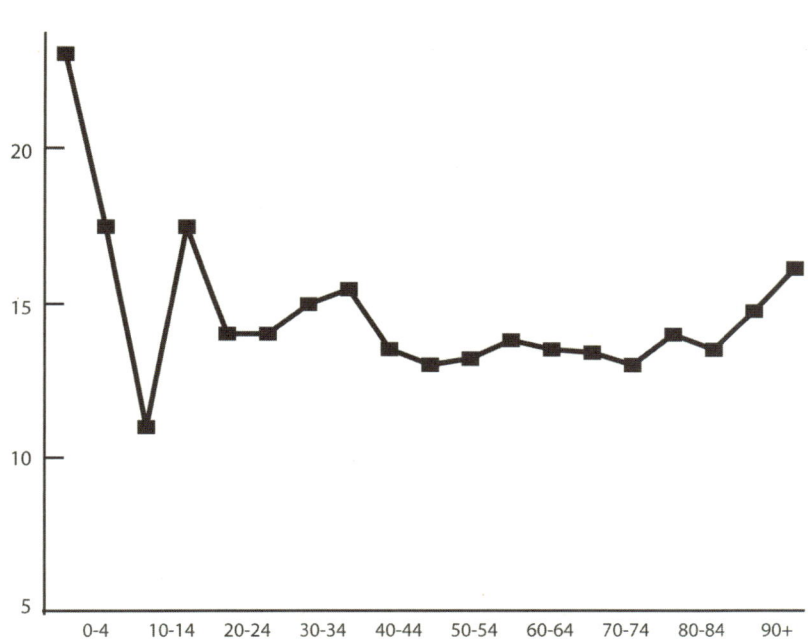

Abbildung 3: Der Antibiotikaverbrauch nach Altersgruppen
Quelle: Bundesamt für Verbraucherschutz und Lebensmittelsicherheit; Paul-Ehrlich-Gesellschaft für Chemotherapie e.V.; Infektiologie Freiburg (Hg.) (2011): GERMA P2010 – Antibiotika-Resistenz und -Verbrauch. Bericht über den Antibiotikaverbrauch und die Verbreitung von Antibiotikaresistenzen in der Human- und Veterinärmedizin in Deutschland, S. 14

Ideale Bedingungen für die Verbreitung ihrer Resistenzen finden Bakterien dort, wo viele Kranke auf engem Raum zusammenkommen: in den Krankenhäusern. Eine Vielzahl der Klinikpatienten bringt schon von zu Hause Bakterien mit, die gegen diverse Antibiotika resistent sind. Wenn dann in der Klinik die Hygienevorschriften nicht ganz so ernst genommen werden, können die Resistenzen von weniger aggressiven Keimen auch auf die ganz großen Killer übergehen.

Und im Krankenhaus finden Bakterien in einer weiteren Hinsicht ein Paradies vor. Denn hier können sie nicht nur über die Haut oder die Schleimhäute in den Atemwegen von einem auf den anderen Patienten überwechseln. Hier eröffnen sich den Bakterien Schleusen direkt in die Tiefen des Körpers –

über Katheter direkt in die Blutbahn, in Blasen, Nieren und sogar ins Herz, über Implantate direkt in Knochen und Organe, etwa per Herzschrittmacher oder künstliche Gelenke. Die meisten dieser in den Körper eingebrachten Medizinprodukte sind aus Plastik, das ja ursprünglich hygienisch rein ist. Doch wenige Keime reichen schon aus, um beispielsweise einen Venenkatheter zu einer Brutstätte fieser Keime zu machen.

In einer Übersichtsarbeit schreiben Mediziner der Uni Erlangen, des Wiener Instituts für Krankenhaushygiene, des Münsteraner St. Franziskus Hospitals in Münster und des Instituts für Hygiene und Umweltmedizin der Uni Greifswald: »Werden sie [Medizinprodukte (MP) wie zum Beispiel Katheter] mit Mikroorganismen kontaminiert, können diese das MP in einer Geschwindigkeit von bis zu 0,5 Zentimeter pro Stunde besiedeln. Als Folge können ausgehend von einer geringen initialen Kontaminationszahl schon innerhalb von 24 Stunden dicke Biofilme entstehen, die die gesamte Fläche des MP einnehmen können.« Ideale Bedingungen für Bakterien, für die Patienten eine Katastrophe.

Wie aber kommen Bakterien – oder auch Pilze – überhaupt auf Katheter und Co., wo doch im Krankenhaus auf strikte Hygiene geachtet werden sollte?

In meiner Eigenschaft als Medizinredakteur der Lifestyle-Zeitschrift *FIT FOR FUN* führte ich vor mehr als zehn Jahren zum Thema Antibiotikaresistenz ein Interview mit Professor Wolfgang Witte vom Robert Koch-Institut, einem renommierten Experten zum Thema. Er offenbarte mir, dass die Übertragung des als »Killerbakterium« bekannt gewordenen Keimes Staphylococcus aureus »im Wesentlichen zehn Gründe hat: die zehn Finger des Klinikpersonals«.

Man sollte eigentlich annehmen, dass strikte Handhygiene bei Klinikärzten und dem Pflegepersonal selbstverständlich ist. Doch leider ist es eben nicht so. Die Weltgesundheitsorganisation WHO sah sich deshalb schon 2005 gezwungen, ein vorläufiges Programm zur Qualitätssicherung im Gesundheitswesen aufzulegen. Weltweite Untersuchungen zum Thema haben aber ergeben, dass sich leider viel zu wenige an die einfachsten Regeln zum Händewaschen halten. Ende 2009 veröffentlichte die WHO denn auch eine überarbeitete Fassung der *WHO-Richtlinien zur Handhygiene im Gesundheitswesen*. Unter dem Titel »Meine 5 Zeitpunkte für Handhygiene« findet sich eine Grafik, die fast wie eine IKEA-Aufbauanleitung anmutet.

Danach soll sich das Klinikpersonal die Hände waschen, bevor ein Patient berührt wird (1), vor einer unbedingt keimfreien Prozedur, etwa dem Legen eines Katheters (2), nachdem man möglicherweise mit Körperflüssigkeiten in Kontakt gekommen ist (3), nachdem man einen Patienten berührt hat (4) sowie nach der Berührung der näheren Umgebung eines Patienten, zum Beispiel des Krankenbettes (5).

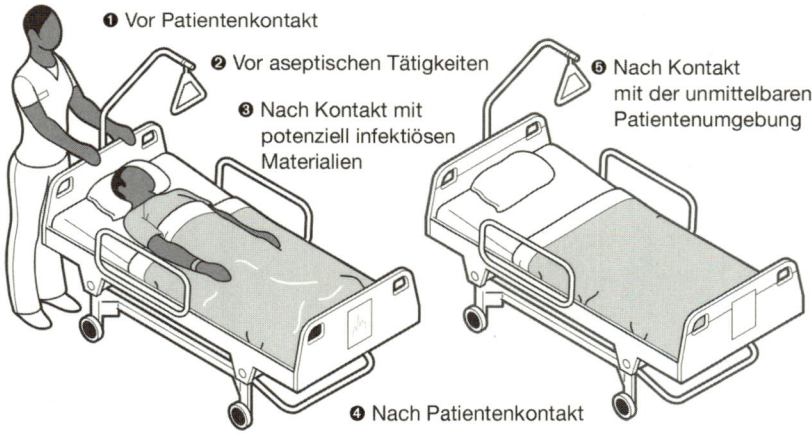

Abbildung 4: Meine 5 Momente der Händedesinfektion
Quelle: Pittet, Didier; Allegranzi, Benedetta; Boyce, John (2009): The World Health Organization Guidelines on Hand Hygiene in Health Care and Their Consensus Recommendations (7). Online verfügbar unter http://www.jstor.org/stable/pdfplus/10.1086/600379.pdf?acceptTC=true, S. 612

In den Richtlinien der WHO tauchen noch weitere Zeichnungen dafür auf, wie man sich die Hände richtig mit Seife wäscht und wie man desinfizierende Lotionen anwendet. Als ob das nicht selbstverständlich und Teil der Ausbildung im Gesundheitswesen sein sollte!

In einem Interview für die Fernsehsendung *Fakt* (08. Mai 2012) sagte Professor Frank Brunkhorst von der Deutschen Sepsis-Gesellschaft e.V.: »Die Händedesinfektion ist die wichtigste Maßnahme zur Bekämpfung von Krankenhausinfektionen. Wir können davon ausgehen, dass von 100 Patientenkontakten, bei denen sich das Krankenhauspersonal eigentlich die Hände desinfizieren müsste, dies nur 40-mal tatsächlich erfolgt. Das trägt dazu bei, dass es wahrscheinlich pro Jahr in Deutschland 7500 vermeidbare Todesfälle gibt.«

Man fühlt sich unweigerlich ins 19. Jahrhundert zurückversetzt, als der ungarische Geburtshelfer Ignaz Philipp Semmelweis erkannte, dass ein Großteil der meist tödlichen Wochenbett-Infektionen daraus resultierte, dass die Ärzte ohne Hygienemaßnahmen direkt von der Leichensektion in den Kreißsaal gingen. Auch wenn Semmelweis mit reichlich Unverständnis konfrontiert war, gab ihm der Erfolg der Händedesinfektion doch recht: Nach Einführung der Maßnahmen sank die Sterblichkeit in Semmelweis' Abteilung drastisch von 18,3 Prozent im Jahre 1847 auf nur 1,3 Prozent im Folgejahr.

Beim Waschen mit einer Waschlotion mit desinfizierenden Zusatzstoffen wird die Bakterienanzahl auf der Haut um den Faktor 100 bis 1000 reduziert. Von 1 Million Keimen wären danach also noch 1000 bis 10000 vorhanden. Für den Krankenhauspatienten kann dies – ebenso wie für die Wöchnerinnen zu Semmelweis' Zeiten – den Unterschied zwischen Leben und Tod bedeuten.

Für die Resistenzentwicklung sind jedoch nicht nur die Verschreibungspraxis der Ärzte und »unsaubere Praktiken« in Kliniken verantwortlich. Einen nicht zu unterschätzenden Faktor macht auch die Tiermedizin aus.

Erst das Tier, dann der Mensch

Es gibt eine ganze Reihe von Antibiotika, die sowohl in der Tiermedizin als auch in der Humanmedizin verwendet werden (Tabelle 1, siehe S. 60). Daraus folgt, dass Keime, die sowohl im Tier als auch im Menschen Krankheiten auslösen können, im Stall resistent werden und bei einer Infektion des Menschen Probleme verursachen können. Bis zum Jahre 2011 konnte der Bundesverband für Tiergesundheit die Abgabemengen von Antibiotika an Tierärzte auf freiwilliger Basis melden. Dem Gesetzgeber genügte diese überwiegend auf Schätzungen beruhende Meldung jedoch nicht, sodass nach mehrjähriger Diskussion 2010 eine Verordnung verabschiedet wurde, die »die Hersteller und Vertreiber von Tierarzneimitteln verpflichtet, die Abgabemengen an Antibiotika und verschiedenen anderen pharmakologisch wirksamen Substanzen jährlich, geordnet nach den ersten beiden Kennziffern der Postleitzahlen, an das Deutsche Institut für Medizinische Dokumentation und Information (DIMDI) zu melden«. Klingt gut, hat aber einen Haken, denn für die Geflügelproduzenten gibt es eine Ausnahmeregelung, die sie von der Meldepflicht der von ihnen eingesetzten Antibiotika befreit. Das Bundeslandwirtschaftsministerium hat allerdings angekündigt, diese Ausnahmeregelung zu kippen.

Nach den freiwilligen Meldungen, wie sie unter anderem in GERMAP 2008, Antibiotikaresistenz und -verbrauch, vorgestellt wurden, stieg der Verbrauch antimikrobieller Wirkstoffe von 2003 bis 2005 um 8,3 Prozent auf ganze 784,4 Tonnen an. Doch wie die 2012 erschienene Auswertung der echten, nicht geschätzten Daten aus dem Jahr 2011 zeigt, liegt die tatsächliche Zahl weit höher. Danach wurden 2011 in Deutschland rund 1734 Tonnen Antibiotika von pharmazeutischen Unternehmen und Großhändlern an Tierärzte in Deutschland abgegeben, fast 1000 Tonnen mehr also!

Bis Ende 2005 durften Landwirte Antibiotika noch als sogenannte Wachstumsförderer einsetzen. In der Praxis bedeutete das, dass der Landwirt den Tieren prophylaktisch Antibiotika in kleinen Mengen verabreichen konnte, um den gesamten Bestand vor Infektionen zu schützen. Da ein Teil der in der Veterinärmedizin verwendeten Antibiotika aber auch beim Menschen zum Einsatz kommt, liegt es auf der Hand, dass bei den Tieren erworbene Resistenzen auch auf den Menschen übertragen werden können.

Heute gilt in der Europäischen Union, dass ein solcher prophylaktischer Einsatz nicht mehr erlaubt ist. Durchaus erlaubt ist es aber, allen Tieren Antibiotika zu verabreichen, wenn einzelne Tiere erkrankt sind und als gesichert angenommen werden kann, dass ansonsten die gesamte Herde erkrankt.

Man darf zu Recht bezweifeln, dass sich an der gängigen Praxis viel geändert hat. Denn zum einen profitiert selbstverständlich der Landwirt davon, wenn sein Tierbestand gesund bleibt, was sich natürlich am einfachsten mit einer prophylaktischen Antibiotikagabe erreichen lässt. Zum anderen profitieren auch die Tierärzte in erheblichem Maße von solchen massenhaften Antibiotikagaben. Denn sie kaufen die Mittel beim Pharmahersteller oder Großhändler extrem günstig ein und können sie mit erheblichem Gewinn an die Landwirte veräußern. Es ist offensichtlich, dass zumindest einige Tierärzte alles daransetzen werden, kranke Tiere im Bestand zu finden, um so dem Gesetz Genüge zu tun und dennoch alle Tiere gewinnbringend behandeln zu können. Kein Wunder ist deshalb, dass deutsche Masthähnchen durchschnittlich drei verschiedene Antibiotika an sieben ihrer 38 Lebenstage erhalten, dass Schweine durchschnittlich 5,9-mal, Rinder 2,3-mal mit Antibiotika behandelt werden.

Und es ist auch keinesfalls überraschend, dass Bakterien aus Proben sowohl aus Tierbeständen mit Puten, Hähnchen und Mastkälbern sowie aus Putenfleisch, Rohmilch und Eiern mittlerweile gegen diverse Antibiotika resistent sind. Das Bundesinstitut für Risikobewertung (BfR) untersuchte im Jahre 2010 3748 Proben verschiedener Bakterien und kam zu erschreckenden Ergebnissen. In einer Pressemitteilung des BfR vom 21. Februar 2012 heißt es: »Mehr als 90 Prozent der E.-coli-Isolate aus Puten, Hähnchen oder Mastkälberbeständen sowie aus Putenfleisch waren gegen mindestens eine, häufig auch mehrere Antibiotikasubstanzklassen resistent. Dagegen waren E. coli aus Rohmilch oder aus Legehennenbeständen seltener resistent (24 beziehungsweise 40 Prozent).« In der gleichen Pressemitteilung heißt es beschwichtigend: »Resistente Erreger in der Tierproduktion können vor allem über den Kontakt mit Tieren sowie über kontaminierte Lebensmittel tierischen und pflanzlichen Ursprungs zum Verbraucher gelangen. Verbraucherinnen und Verbraucher können sich gegen resistente und krank machende Keime in Lebensmitteln durch eine sorgfältige Küchenhygiene schützen. Das BfR empfiehlt, Fleisch nur gut durcherhitzt zu verzehren.«

Dass die Lösung nicht in einer sorgfältigeren Küchenhygiene liegen kann, sondern dass die Resistenzentwicklung in der Tiermast selbst gestoppt werden muss, weiß natürlich auch das BfR. Doch was tun, wenn die bestehenden – und selbstverständlich gut gemeinten – gesetzlichen Regelungen dies nicht bewirken? Gut gemeint reicht eben nicht. Möglicherweise ließe sich etwas verändern, wenn Tierärzte an den Antibiotika selbst nichts mehr verdienen könnten. Doch hier dürfte es Probleme in der Umsetzung geben. Denn die Bundestierärztekammer will zwar nach eigenen Angaben ebenso wie Bundeslandwirtschaftsministerin Ilse Aigner den Antibiotikaverbrauch in der Tierhaltung reduzieren, das sogenannte Dispensierrecht der Tierärzte aber nicht antasten. Während in der Humanmedizin die Bereitstellung von Medikamenten und die Verordnung beziehungsweise Anwendung von Gesetz wegen strikt getrennt sind – für die Bereitstellung sind die Apotheken verantwortlich, für die Anwendung die Ärzteschaft –, so existiert im Arzneimittelrecht eine Ausnahmeregelung für Veterinärmediziner. Dieses Dispensierrecht gestattet es Tierärzten, Arzneimittel direkt vom Hersteller oder Großhändler zu beziehen, sie an Tierhalter abzugeben, sie zu diesem Zweck vorrätig zu halten und in beschränktem Umfang auch selbst herzustellen. Tierärzte sind damit Apotheker und Arzt in einer Person.

Aus Sicht der Tierärztekammer gibt es nur einen Punkt, der gegen das Dispensierrecht spricht: »Aufgrund der Mischkalkulation von tier- und bestandsbezogenen Leistungen mit dem eigentlichen Arzneimittelpreis einschließlich der Kosten der Apothekenführung besteht ein Anreiz zur Gewinnmaximierung durch Erhöhung des Arzneimittelumsatzes. Daraus resultiert auch der Vorwurf, dass Tierärzte sich mit überhöhter Arzneimittelabgabe bereichern könnten.« Ein guter Grund. Die Bundestierärztekammer findet aber auf der anderen Seite gleich mehrere Punkte, die gegen eine Abschaffung des Dispensierrechts sprechen. So würde ihrer Meinung nach unter anderem die »Behandlung von Tieren mit vertretbarem Aufwand, insbesondere in dünner besiedelten Gebieten, nicht mehr in diesem Maße möglich sein«, »der nahezu unkontrollierbare Internethandel stark gefördert«, der Schwarzmarkt blühen, »es würde zu einer rapiden Abnahme der Betreuungsintensität bei Nutztieren mit allen negativen Folgen für den Verbraucherschutz, die Tiergesundheit und den Tierschutz kommen« und auch »eine ›Verarmung‹ der praktizierenden Tierärzte« sei nicht auszuschließen.

Ilse Aigner kündigte jedenfalls Anfang 2012 an, das Dispensierrecht auf den Prüfstand zu stellen, und geht damit der Forderung des Bundes für Umwelt- und Naturschutz (BUND) nach, der unter anderem die Aufhebung des Dispensierrechts fordert. Es ist allerdings fraglich, ob sich an der bisherigen Gesetzgebung in absehbarer Zeit etwas ändern wird. Denn nicht nur die Bundestierärztekammer, sondern auch der mächtige Deutsche Bauernverband macht sich für die Beibehaltung des Dispensierrechts stark.

Wir werden sehen, was die Zukunft bringt. Vorläufig aber bleibt es dabei:

- Vielfach resistente Bakterien sind auf Fleisch, in Milch und Eiern vorhanden und können selbst zu einer Gefahr werden oder ihre Resistenzen im Körper des Verbrauchers an andere Bakterien weitergeben.
- Resistente Bakterien können über die Düngung auf Gemüse und schließlich im Körper des Verbrauchers landen.
- Die Bakterien können über den Stallstaub eingeatmet werden und so Landwirte, deren Familien, Tierärzte und Menschen in der näheren Umgebung infizieren. Niederländische Untersuchungen fanden resistente Bakterien noch in einem Abstand von 1000 Metern von Ställen.

	Humanmedizin	Veterinärmedizin
Aminoglykoside	X	X
Cephalosporine (3. u. 4. Generation)	X	X
Makrolide	X	X
Penicilline	X	X
Chinolone	X	X
Tetracycline	X	X
Ansamycine	X	
Carbapeneme	X	
Glycopeptide	X	
Oxazolidinone	X	
Streptogramine	X	
Tuberkulosemedikamente	X	
Phenicole		X
Sulfonamide		X

Tabelle 1: Antibiotikaklassen bei Mensch und Tier

Und was ist mit neuen Antibiotika?

Derzeit sind in Deutschland rund 80 antibiotische Wirkstoffe und Wirkstoffkombinationen verfügbar. Gegen die meisten davon haben verschiedene Bakterien bereits Resistenzen entwickelt. Das ist nicht weiter tragisch, solange es noch Substanzen gibt, die den betreffenden Keimen schließlich doch noch den Garaus machen können – die sogenannten

Reserveantibiotika. Doch diese Reserve wird in den nächsten Jahren auch zur Neige gehen, sprich: auch gegen sie werden immer mehr Keime eine Resistenz entwickeln. Der Grund liegt in der Verschreibungspraxis der Ärzte, die auch bei Alltagsinfekten immer häufiger jene Reserveantibiotika verschreiben, die eigentlich den schweren Infektionen mit resistenten Keimen vorbehalten bleiben sollten. Während der Anteil der verschriebenen Reserveantibiotika im Jahre 1991 noch bei 12 Prozent lag, waren es 2010 bereits ganze 48 Prozent. Mit anderen Worten: Jedes zweite verordnete Antibiotikum ist heute ein Reserveantibiotikum!

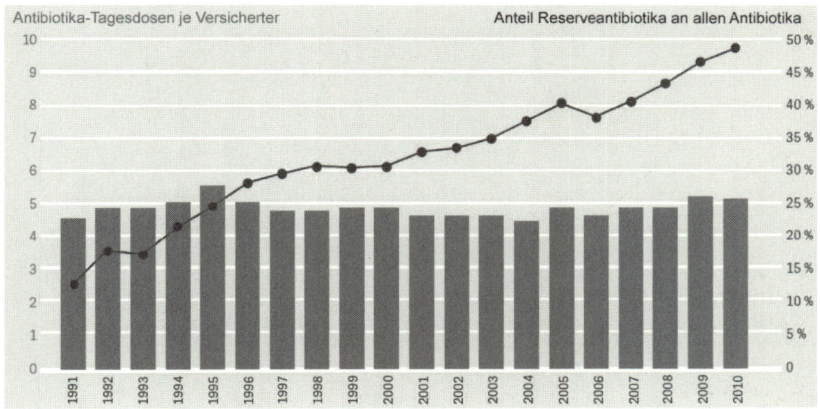

Abbildung 5: Reserveantibiotika
Quelle: Wissenschaftliches Institut der AOK (WidO), 2011

Und wie sieht's mit neuen Antibiotika aus? Wenn ein neues Antibiotikum eingeführt wird, müssen die Bakterien ja erst ihre Resistenzen nachrüsten, was aber in der Regel nur wenige Jahre dauert. Die Tetracycline beispielsweise wurden 1952 eingeführt. Resistenzen tauchten bereits vier Jahre später auf. Bei Erythromycin dauerte es nur ein Jahr, bei Vancomycin immerhin 15 Jahre und bei Gentamicin lediglich drei Jahre. Hält man die durchschnittliche Entwicklungszeit von etwa zehn Jahren dagegen, also die Zeit, die ein Pharmaunternehmen braucht, um ein neues Antibiotikum bis zur Marktreife zu bringen, so klingt das nach einem Rennen zwischen Hase und Igel.

Schaut man sich an, was die Pharmaindustrie so an neuen Antibiotika auf den Markt bringt, so wird einem in Anbetracht der zunehmenden Resistenzen ziemlich mulmig. Zwischen 1940 und 1965 wurden insgesamt zehn neue Antibiotikaklassen mit jeweils spezifischen Wirkungsweisen eingeführt, in den 1980er-Jahren zwei weitere und von 2000 bis 2007 nochmals fünf neue, wobei innerhalb der Klassen jeweils einzelne Wirkstoffe hinzukamen.

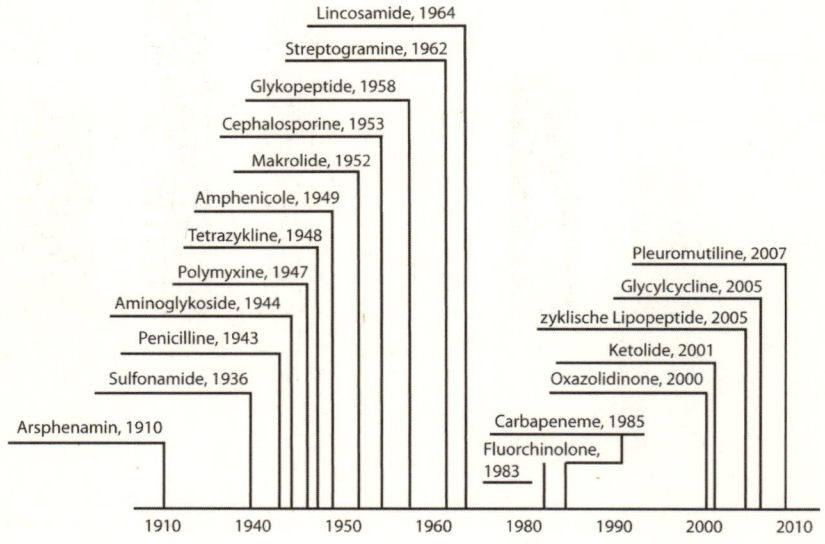

Abbildung 6: Neue Antibiotikaklassen
Quelle: Verband forschender Arzneimittelhersteller (vfa), 2012

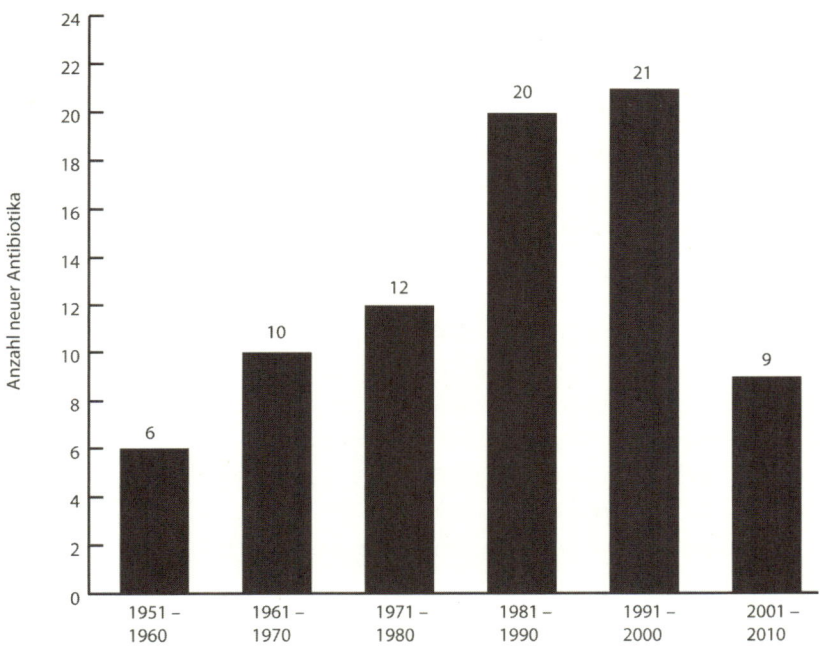

Abbildung 7: Neue Antibiotika in Deutschland
Quelle: Verband forschender Arzneimittelhersteller (vfa), 2012

Der Verband forschender Arzneimittelhersteller verweist darauf, dass derzeit zwölf Antibiotika in der Pipeline sind. Davon sind zwei bereits zugelassen – eines davon bildet eine neue Antibiotikaklasse –, sie befinden sich aber noch nicht auf dem Markt. Ein Antibiotikum befindet sich im Zulassungsverfahren, neun weitere sind im Phase-III-Verfahren. Die Wirkstoffe werden dabei an 200 bis 10 000 Patienten erprobt, um sowohl die Wirksamkeit als auch die Unbedenklichkeit zu untersuchen. Erst nach Abschluss der Phase-III-Prüfung kann das Pharmaunternehmen die Zulassung beantragen. Und das kann dauern, Monate bis Jahre.

Wünschenswert wäre es, wenn die Pharmaindustrie neue Wirkstoffklassen einführen könnte. Doch derzeit sind nur neue Vertreter bereits bestehender Klassen in Sicht. Das ist zwar bereits ein Fortschritt, zumal sich darunter auch Antibiotika befinden, die beispielsweise bei MRSA-Keimen wirksam sind. Gleichwohl sind unabhängige Experten besorgt in Anbetracht der gesunkenen Innovationsfreude der Pharmaunternehmen in Sachen Antibiotika.

Die Pharmakologen Ulrike Holzgrabe und Jens Schmitz, beide an der Universität Würzburg tätig, bringen es auf den Punkt: »Die pharmazeutische Industrie hat sich fast völlig aus der Antiinfektiva-Forschung zurückgezogen, da damit keine Blockbuster zu erzeugen sind.« Mit anderen Worten: Antibiotika sind kein gutes Geschäft. Nur noch fünf der 32 großen Pharmaunternehmen – GlaxoSmithKline, Novartis, AstraZeneca, Merck und Pfizer – beteiligen sich überhaupt an der Suche nach neuen Antibiotika. Doch es gibt Hoffnung. Es bilden sich gerade Kooperationen von großen mit kleinen Pharmafirmen und Start-up-Unternehmen, die sich um die Entwicklung von Antibiotika kümmern wollen. Da für die Entwicklung neuer Substanzen inklusive der vorgeschriebenen klinischen Prüfungen viel Zeit vergeht, ist mit Produkten aus solchen Kooperationen aber erst in 10 bis 15 Jahren zu rechnen.

Damit sich die Resistenzsituation nicht noch weiter verschlimmert, sind erhebliche Anstrengungen nötig, um erstens die Antibiotikaverschreibungen durch niedergelassene Ärzte zu reduzieren, zweitens die Hygienebedingungen an den Kliniken zu verbessern und drittens die Anwendung von Antibiotika in der Tierhaltung auf das wirklich notwendige Maß zu verringern. Hoffen wir, dass alle derzeit laufenden Programme genau dies bewerkstelligen und nicht an Ignoranz und/oder Habgier scheitern.

Interview mit Prof. Dr. med. Iris F. Chaberny

Professor Chaberny ist Leiterin der Krankenhaushygiene im Institut für Medizinische Mikrobiologie und Krankenhaushygiene der Medizinischen Hochschule Hannover (MHH).

In einem Interview, das ich mit Professor Wolfgang Witte vom RKI vor mehr als einer Dekade in meiner Eigenschaft als FIT FOR FUN-Redakteur führen durfte, sagte er mir, das größte Infektionsrisiko in

Krankenhäusern gehe von den zehn Fingern des Klinikpersonals aus. Hat sich die Situation gebessert?

Aus meiner Sicht hat sich die Situation mit Beginn der nationalen Kampagne »AKTION Saubere Hände« in Deutschland seit 2008 gebessert. Unsere eigenen Erfahrungen in der Medizinischen Hochschule Hannover belegen dies mit dem Goldzertifikat, das wir für unser verbessertes Händehygiene-Verhalten erhalten haben.

Die Resistenzsituation bei MRSA ist in den vergangenen Jahren weitgehend stabil geblieben. Trifft dies auch auf andere Nosokomialkeime zu oder hat sich die Situation in Bezug auf andere Erreger verschlimmert?

Sowohl die Aufmerksamkeit und Sensibilität als auch der Nachweis von multiresistenten gramnegativen Erregern wie zum Beispiel ESBL sind größer geworden. [Gramnegativ beziehungsweise grampositiv ist ein wichtiges Unterscheidungsmerkmal von Bakterien, das sich aus der Anfärbbarkeit der verschiedenen Keime ergibt. ESBL sind Bakterien, die gegen bestimmte Antibiotika wie Penicilline resistent sind.]

Nach dem GKV-Arzneimittelindex betrug der Anteil der in der Humanmedizin verschriebenen Reserveantibiotika im Jahre 1991 nur 12 Prozent, im Jahre 2010 bereits 48 Prozent. Wie bewerten Sie diese Zunahme?

Aus meiner Sicht bewerte ich diese Situation kritisch, weil die Pharmafirmen keine neuen Antibiotika generieren und jedes neu eingesetzte Antibiotikum die Gefahr der Resistenzentwicklung birgt. Daher ist es nur noch eine Frage der Zeit, bis sich Resistenzen derart ausweiten, dass kein Antibiotikum mehr wirkt.

Im Rahmen des Zoonosen-Monitorings 2010 fand das Bundesinstitut für Risikobewertung zahlreiche resistente Keime in Puten-, Hähnchen- und Mastkälberbeständen sowie in Putenfleisch, Rohmilch und Eiern. Wo sehen Sie die Ursachen und was ließe sich aus Ihrer Sicht dagegen unternehmen?

Die Ursachen sind in der Verabreichung von Antibiotika in der Tiermast zu sehen. Hier ist es notwendig, dass eine Überwachung und systematische Analyse der konkreten Verbrauchsdaten erstellt wird, damit ersichtlich wird, wo und wie viel Antibiotika in welchen Zeitintervallen verabreicht werden. Dadurch wird eine Aufmerksamkeit erweckt, die sowohl mithilfe des Vergleiches der eigenen Zahlen über die Zeit als auch mit dem Vergleich von Referenzdaten ein Bewusstsein schaffen, sodass langfristig ein kritischer, umsichtiger und verantwortungsvoller Umgang mit der Verabreichung von Antibiotika in der Tiermast erfolgt.

Wie schätzen Sie die Risiken für den Verbraucher ein?
Bei der Verarbeitung von Lebensmitteln ist es wichtig, dass die Händehygiene eingehalten wird, sodass bei der Zubereitung von kontaminiertem Fleisch keine orale Aufnahme erfolgen kann. Durch das Händewaschen – oder besser noch Händedesinfizieren – sowie durch Kochen, Garen, Backen und Braten der Lebensmittel ist es möglich, das Risiko sehr gering zu halten.

Welche Botschaft würden Sie gern an Humanmediziner (Klinik/ Niedergelassene), Veterinärmediziner und Patienten senden, um das Risiko der Resistenzbildung zu verringern?
Im Sinne der Prävention ist Vorbeugen besser als Heilen. Hierfür ist ein verantwortungsvoller Umgang mit Antibiotika notwendig.

Interview mit Dr. Albrecht Pellens

Dr. Albrecht Pellens ist niedergelassener Internist in Hanstedt in der Nordheide.

Der Antibiotikaverbrauch in Deutschland wird für die Humanmedizin auf 250 bis 300 Tonnen pro Jahr geschätzt, wovon etwa 85 Prozent im ambulanten Bereich verordnet werden. An der Spitze der Verordner liegen mit 54 Prozent die Allgemeinmediziner, gefolgt von Internisten

(15 Prozent) und Kinderärzten (8 Prozent). Wie kommt es zu dieser Verteilung?

Die unterschiedlichen Prozent-Angaben zu den einzelnen Arztgruppen spiegeln in erster Linie die Verteilung dieser Fachärzte im hausärztlichen Bereich wider. Patienten, bei denen die medizinische Notwendigkeit zur Einnahme eines Antibiotikums besteht, suchen in erster Linie ihren Hausarzt auf. Wenn ich eine eitrige Bronchitis habe, gehe ich zum Hausarzt, der in der Regel ein Allgemeinmediziner oder hausärztlich tätiger Internist ist. Sollte ich noch nicht 14 Jahre alt sein, werden meine Eltern mit mir beim Kinderarzt vorstellig werden.

Betrachtet man die regionale Verteilung der Antibiotikaverordnungen in DDD – also die angenommene mittlere Tagesdosis – pro 1000 gesetzlich Krankenversicherter, so fällt auf, dass in den westlichen Bundesländern mit 13,8 bis 17,0 DDD deutlich mehr Antibiotika verschrieben werden als im Norden und Süden (13,3 bis 14,5) und erst recht im Osten (10,1 bis 11,3). Haben Sie dafür eine Erklärung?

Ich gehe davon aus, dass die Verteilung von Erkrankungen, bei denen die Einnahme von Antibiotika Sinn macht, in Deutschland regional gleich ist. Aber in der konkreten Situation in der Praxis ist es häufig nicht eindeutig, wann kein Antibiotikum, noch kein Antibiotikum oder auf jeden Fall ein Antibiotikum genommen werden sollte. Es spielen neben den rein fachlichen Erwägungen dann oft auch emotionale Aspekte eine Rolle. Vor diesem Hintergrund bin ich der Meinung, dass der deutliche Unterschied in den Antibiotikaverschreibungen zwischen Ost und West in den unterschiedlichen Erfahrungen der Ärzte und Patienten in den Gesundheitssystemen in der ehemaligen DDR und BRD wurzelt. Eine Antibiotikaverschreibung wird früher – möglicherweise auch zu früh – vorgenommen, wenn eine persönliche, langjährige Patienten-Arzt-Beziehung besteht, die für das System der BRD kennzeichnend ist. Rationale Erwägungen, ob die Verordnung eines Antibiotikums von der Symptomatik her angemessen ist, sind in einem System mit Polikliniken (DDR) mit einem eher distanzierten Verhältnis zwischen Patient und Arzt einfacher durchzuhalten. Auch für die Unterschiede in Nord, Süd und West, die nicht so stark ausgeprägt sind wie die Ost-West-Unterschiede, sehe ich die Erklärung im persönlichen Patienten-Arzt-Kontakt, der meist umso intensiver ist, je weniger Patienten ein Arzt betreut.

Wenngleich ältere Antibiotika (Basispenicilline, Tetracycline etc.) mit 60 Prozent der Verordnungen noch den Löwenanteil ausmachen, nimmt deren Verschreibung doch ab. Sogenannte Reserveantibiotika wie Cephalosporine, Fluorchinolone und Nitrofurane werden dagegen immer häufiger verschrieben und machen heute schon 40 Prozent aus. Worauf führen Sie diese Entwicklung zurück?

Die aufgeführten Antibiotika lassen sich aufteilen in eine Gruppe von Medikamenten, die neu entwickelt wurden, und eine Gruppe von Antibiotika, die bereits länger bekannt sind, wegen Nebenwirkungen aber deutlich seltener zum Einsatz kommen. Grundsätzlich werden Reserveantibiotika verordnet, wenn Unverträglichkeiten gegenüber den Standardstoffen beim Patienten bestehen oder wenn in einem konkreten Fall eine Antibiotikaresistenz gefunden wurde. Nun ist es aber so, dass moderne antibiotisch wirkende Medikamente häufig neuen Substanzklassen angehören, die besser verträglich sind (zum Beispiel seltener spezielle allergische Reaktionen auslösen) oder einen einfacheren Einnahmemodus haben und deshalb häufiger korrekt vom Patienten eingenommen werden. Beispiel: Muss ich nur einmal am Tag eine kleine Tablette einnehmen, dann fällt es mir leichter, die Anweisung meines Arztes einzuhalten, als wenn ich dreimal täglich eine große Tablette einnehmen muss. Hinzu kommt, dass die neueren Substanzklassen zum Teil ein breiteres Keimspektrum erfassen und deshalb die Chance, eine bakterielle Erkrankung zu bessern, größer ist. Dies erhöht den Reiz dieser Medikamente sowohl für den Arzt als auch den Patienten, einfach weil der Therapieerfolg sicherer ist.

Das akute respiratorische Syndrom mit Pharyngitis, Rhinitis und Bronchitis – vulgo: Erkältung – ist in etwa 90 Prozent der Fälle Folge einer Virusinfektion. Dennoch verlassen etwa 80 Prozent der

Erkältungspatienten die ärztliche Praxis mit einem Antibiotika-Rezept, obgleich Antibiotika gegen Viren absolut nichts ausrichten können. Haben Sie eine Erklärung dafür?

Die Entscheidung für oder gegen eine Antibiotikatherapie hängt von vielen Faktoren ab, die keinesfalls alle rational sind – weder aufseiten des Patienten noch des Arztes. Ich habe ja bereits den Faktor Nähe angesprochen: Besteht eine enge Arzt-Patienten-Bindung, so sind viele Ärzte geneigt, ihrem Patienten »etwas Gutes« tun zu wollen, damit er so schnell wie möglich wieder auf die Beine kommt beziehungsweise damit ihm mögliche Komplikationen eines Infektes erspart bleiben. In solchen Fällen wird sich der Mediziner zumindest in Zweifelsfällen, wenn es also nicht ganz sicher ist, ob der Patient eventuell ein Antibiotikum bräuchte, für das Antibiotikarezept entscheiden. In vielen Fällen wird auch jener Patient auf ein Antibiotikum drängen, der glaubt, unbedingt ein Antibiotikum zu benötigen, weil er sich einen Arbeitsausfall nicht leisten kann – sei es der Angestellte, der um seinen Job fürchtet, die Hausfrau und Mutter, die den Familienbetrieb am Laufen halten muss, oder der Selbstständige, der einen Auftrag termingerecht erledigen muss. Viele Ärzte werden in solchen Fällen zwar darauf hinweisen, dass ein Antibiotikum wahrscheinlich nicht wirken kann, es aber schließlich doch verschreiben – sicherheitshalber. Es gibt auch Patienten, die mit dem Gefühl in die Arztpraxis kommen, sie hätten einen Rechtsanspruch auf maximale Behandlungsintensität, die in ihrem Fall unbedingt ein Antibiotikum einschließt. Da kann es dann durchaus vorkommen, dass der Mediziner zwar darauf hinweist, dass die Antibiotikabehandlung vermutlich sinnlos ist, um dann doch das Rezept auszustellen – weil der Patient letztlich nicht an einer medizinischen Beratung interessiert ist und der Arzt ihm aber auch nicht beweisen kann, dass ein Antibiotikum unnötig ist. Auch gibt es Mediziner, denen es zur Beurteilung der Lage – rein viral oder doch bakteriell? – schlicht an Erfahrung fehlt. Wie groß der Erfahrungsschatz des Arztes ist, hängt vom beruflichen Werdegang ab, den er durchlaufen hat. Nicht jeder niedergelassene Hausarzt hat eine strukturierte mehrjährige Ausbildung im Krankenhaus erlebt und gesehen, was eine fehlende Therapie, aber auch eine Übertherapie an

Komplikationen bewirken kann. Und last but not least sind da Zeitdruck und wirtschaftliche Zwänge. Niedergelassene Mediziner müssen, um ihre Praxis wirtschaftlich betreiben zu können, jeden Tag eine bestimmte Menge Patienten behandeln. Da fehlt fast immer die Zeit, mit einem akut Erkrankten ausführlich zu erörtern, ob der Patient abwarten kann, ob sich alles von selbst bessert und er im Falle, dass es nicht so ist, nach ein paar Tagen wiederkommt. Man darf auch eines nicht vergessen: Der Arzt kann juristisch belangt werden, wenn ein Patient ihn wegen einer fehlerhaften Behandlung bei unterlassener, weil vermeintlich nicht nötiger Antibiotikabehandlung verklagt. Bei einer nicht notwendigen Übertherapie sehe ich als Patient eher ein auf mein Wohl gerichtetes Handeln. Wenn ich als Arzt einem Patienten etwas nicht verschreibe, damit er vor Schaden bewahrt bleibt, wird der Erkrankte dies eher als Mangel empfinden. Da erscheint es manch einem doch sicherer, ein Antibiotikum zu verschreiben, auch wenn es vermutlich nicht hilft.

Um der Zunahme antibiotikaresistenter Keime nicht weiter Vorschub zu leisten, sollte eine Antibiotika-Verordnung so gezielt wie möglich erfolgen. Optimalerweise müsste der jeweils verantwortliche Keim mittels eines Antibiogramms auf das passende Antibiotikum geprüft werden. In der Praxis wird dieses Verfahren jedoch in vielen Fällen nicht angewandt. Warum ist das so, wie verfahren Sie in Ihrer Praxis stattdessen und in welchen Fällen lassen Sie dennoch ein Antibiogramm erstellen?

Um eine hundertprozentig passende Antibiotikatherapie durchführen zu können, muss ich zunächst den Keim identifizieren. Dieses Vorgehen beinhaltet die Probengewinnung, die Aufbereitung und Testung in einem externen Labor. In der Praxis gehen da schnell zwei bis drei, manchmal auch mehr Tage ins Land. In dieser Zeit ohne spezifische Therapie besteht für den Patienten zumindest theoretisch die Gefahr, dass sich ein gesundheitlicher Schaden entwickelt. Deshalb kann ich bei meiner Arbeit in der Praxis nicht so vorgehen. Ich muss mich also früher, ohne Kenntnis des Antibiogramms, für ein bestimmtes Antibiotikum entscheiden. Dies fällt im ambulanten Bereich meist nicht allzu schwer, da für die häufigsten Infektionen das Keimspektrum bekannt ist. Ich wähle bezüglich dieses Spektrums ein infrage kommendes Medikament aus und nehme, je nach Krankheitszustand des Patienten, eventuell auch ein Reserveantibiotikum. Ein Antibiogramm lasse ich vor allem immer dann erstellen, wenn eine Therapie mit einem Antibiotikum keine ausreichende Wirkung entfaltet. Ich bekomme dann eine Übersicht über die Resistenzlage des konkreten Krankheitserregers. Es gibt auch Fälle, in denen eine selten auftretende Infektion vorliegt oder der Gesundheitszustand des Patienten kritisch ist. Ich beginne zwar dann auch mit einem vermutlich wirksamen Antibiotikum, wechsle aber das Präparat, wenn das Laborergebnis keine ausreichende Wirksamkeit anzeigt.

Was müsste aus Ihrer Sicht im ambulanten Bereich geschehen, um der Zunahme von Antibiotikaresistenzen Einhalt zu gebieten?
Sobald ich Antibiotika anwende, muss ich mit Resistenzentwicklungen rechnen. Deshalb muss das Ziel sein, Antibiotika zielgerichteter einzusetzen. Das heißt, insgesamt sollten weniger Antibiotika-Therapien durchgeführt werden, da nach der heutigen Datenlage Antibiotika eindeutig zu häufig verordnet werden. Und wenn eine Medikation mit Antibiotika notwendig wird, sollte sie auf der Grundlage von aktuellen Kenntnissen über Resistenzentwicklungen und so spezifisch wie möglich verordnet werden. Um dieses Ziel zu erreichen, muss sowohl beim Arzt, aber auch sehr dringend beim Patienten angesetzt werden. Selbstverständlich sollte der Arzt in seiner Ausbildung in die Lage versetzt werden, umsichtig und kritisch mit Antibiotika umzugehen. Die Mediziner sollten auch darin geschult werden, Patienten mit entsprechendem Nachdruck klarzumachen, was wirklich sinnvoll ist. Und, das ist vermutlich auf ärztlicher Seite der wichtigste Punkt: Der Arzt müsste mehr Zeit für seine Patienten haben. Eine Forderung, die sich nicht an die Ärzteschaft richtet, sondern an die Politik. Doch auch die Patienten müssen umdenken – und dafür sind die Medien gefragt. Ich bin immer wieder mit Patienten konfrontiert, die in einem Antibiotikum ein Mittel gegen Husten, Schnupfen, Heiserkeit sehen.

Sie sind massiv irritiert, dass bei ihnen nicht ein permanentes Wohlbefinden besteht. Es ist schwierig, diesen Patienten die Augen dafür zu öffnen, dass eine Erkältung häufig ein notwendiger Zwischenschritt zum erneuten Wohlbefinden ist. Und dass körperliche Schonung, Wärme und eine ausreichende Trinkmenge unter ärztlicher Begleitung die besseren Wege zur Gesundung sind. Wenn wir ein Antibiotikum verschreiben, produzieren wir automatisch resistente Bakterien, die andere oder sogar uns selbst eines Tages umbringen können. Ich denke, beide Seiten – Patienten wie Ärzte – müssen dazulernen. Und ich hoffe sehr, dass dieses Buch in diesem Sinne die Augen öffnet.

Wussten Sie schon, dass Bakterien ...

... sich von Antibiotika ernähren können? Das ist so ähnlich, als würden Sie zum Frühstück, Mittagessen und als Abendbrot Schlangengift verzehren! Auf der Suche nach Bodenbakterien, die Pflanzenabfälle in Biokraftstoff verwandeln können, setzte ein Team von Mikrobiologen der Harvard University (Boston/Massachusetts) die Bodenbakterien nicht nur auf verschiedene Pflanzenreste, sondern zur Kontrolle auch in eine Petrischale mit reinen Antibiotika – nur zur Kontrolle. »Wir erwarteten nicht, viele Bakterien zu finden, die Antibiotika zum Frühstück verspeisen können«, sagte George Church, einer der Harvard-Forscher. »Wir waren wirklich ziemlich überrascht.« Und, wie weitere Tests zeigten, konnten sich die Bakterien nicht nur von älteren Antibiotika ernähren, gegen die bereits viele Bakterienstämme Resistenzen entwickelt haben, wie etwa Penicillin, sondern auch von neueren Reserveantibiotika wie Ciprofloxacin. Nach diesem Überraschungsfund nahmen die Wissenschaftler weitere Proben: auf Äckern, in Wäldern und Parks. Auch wenn sich nicht alle der gefundenen Bakterien ausschließlich von Antibiotika ernähren konnten, sondern teils noch Beikost benötigten, so war doch die Hälfte der 75 getesteten Stämme resistent gegen 17 von 18 getesteten Antibiotika. Keine der untersuchten Bakterienarten gehörte zu den für

Menschen gefährlichen Keimen, doch viele waren enge Verwandte von solchen Erregern. Der Fund ist insofern besorgniserregend, als diese allseits vorkommenden Bakterien ihre ungewöhnlichen Eigenschaften auch an für Menschen gefährliche Keime weitergeben könnten.

... in Rudeln jagen wie Wölfe? Schleimbakterien der Gattung Myxococcus xanthus finden sich zu großen Schwärmen zusammen und bewegen sich über anderen Bakterien, die ihnen als Beute dienen, vor und zurück. Dabei sondern sie kollektiv Enzyme ab, die ihre Beute zerlegen. Durch diese Form des gemeinsamen Jagens können sie weit größere »Beutetiere erlegen«, als sie es allein könnten – exakt so wie bei Wölfen. Die Möglichkeit, sich zusammenzurotten, setzt Kommunikation voraus, die bei Bakterien über chemische Signale erfolgt, sogenanntes Quorum sensing. Auch andere Bakterien verständigen sich auf diese Weise. Leuchtende Meeresbakterien der Gattung Photobacterium fischeri, die von Tiefseefischen als »Leuchtmittel« benutzt werden, produzieren nur dann leuchtende Chemikalien, wenn sie in ausreichender Zahl beisammen sind. Würden nur einzelne Bakterien vor sich hin leuchten, wäre die Leuchtkraft nicht ausreichend, um den Fischen »heimzuleuchten«.

... und Viren als blinde Passagiere auf Frachtschiffen rund um die Erde reisen? Zur Stabilisierung nehmen Frachtschiffe zu Beginn ihrer Reise oft Ballastwasser auf, das sie am Zielhafen wieder ablassen. Auf diese Weise reisen auch größere Organismen wie Algen und Quallen um die Erde. Doch Gregory Ruiz und seine Kollegen vom Smithsonian Environmental Research Center in Edgewater (Maryland, USA) fanden bei Proben aus Ballastwasser-Tanks von Frachtschiffen in der Chesapeake Bay bei Washington D.C. je Liter Ballastwasser auch etwas anderes: durchschnittlich 8 Millionen Bakterien und 74 Millionen Viren. Da kommt einiges zusammen, bedenkt man, dass in der Bay jährlich etwa 10 Milliarden Liter Ballastwasser abgelassen werden. Auf diese Weise können auch krank machende Keime wie etwa Cholerabakterien rund um die Welt reisen.

... in den Därmen von Sushi-Essern anders ticken? Mirjam Czjzek und ihr Team vom National Centre for Scientific Research (CNRS) in Roscoff

(Frankreich) entdeckten in den Därmen von Japanern Bakterien, die mittels spezieller Enzyme Purpurtang (Nori) zerlegen, der oft die äußere Hülle von Sushi bildet. Die Forscher fanden heraus, dass diese Fähigkeit zum Verdauen der Algen von anderen Bakterien, die sich üblicherweise von Purpurtang ernähren, an die normalen Darmbakterien der Japaner weitergegeben wurde. In nicht-Sushi-essenden Amerikanern wurden die »Sushi-Bakterien« nicht gefunden.

... Wein, Zwiebeln und Pfeffer geschmackvoller machen? Es ist bekannt, dass der Geruchssinn beim Geschmack eine wesentliche Rolle spielt – jeder weiß, dass bei einem Schnupfen nichts so richtig schmeckt. Christian Starkenmann und sein Team bei der Firma Firmenich in Genf (Schweiz) fanden heraus, dass das Bakterium Fusobacterium nucleatum, das sich natürlicherweise im Speichel in unserer Mundhöhle tummelt, vielen Getränken und Speisen erst den richtigen Duft beziehungsweise Geschmack gibt. Bakterien als natürliche Geschmacksverstärker sozusagen.

... sogar einen Kälteschlaf von 32 000 Jahren überleben? Der NASA-Astrobiologe Richard Hoover fand das Bakterium Carnobacterium pleistocenium in einem Tunnel im Permafrostboden von Alaska. Eigentlich hatte der Wissenschaftler erwartet, einzellige Algen zu finden. Doch sobald das Eis unter dem Mikroskop geschmolzen war, waren da keine Algen, stattdessen begann das Bakterium auf dem Objektträger herumzuschwimmen. Hoover nahm die Probe mit ins Marshall Space Flight Center in Huntsville (Alabama/USA) und vermehrte die Bakterien. Die DNA-Analyse zeigte, dass es sich um ein bislang unbekanntes Bakterium aus dem Pleistozän vor 32 000 Jahren handelte.

Wussten Sie schon, dass Viren ...

... das Verhalten von Tieren steuern können? Das wohl bekannteste Beispiel ist das Tollwutvirus. Das Virus dringt entlang der Nervenbahnen bis ins Gehirn vor, wo es ganz in seinem Sinne die Steuerung übernimmt. Ziel des Virus ist es selbstverständlich, sich selbst zu vermehren. Und am einfachsten kann es das tun, indem es seinen derzeitigen Wirt – etwa einen Hund – dazu bringt, andere Lebewesen zu beißen und so die in seinem Speichel reichlich vorhandenen Viren an andere weiterzureichen. Das Virus führt deshalb zu Verhaltensweisen wie extremer Aggressivität und schlussendlich zum Beißen.

Ein weiteres Beispiel sind Baculoviren, die zu den schlimmsten Feinden von Raupen und Faltern gehören, da sie diese in den sicheren Tod treiben. Besonders eindrücklich ist das bei den Schwammspinnern. Während sich die Schwammspinnerraupen tagsüber im Normalfall im Boden verkriechen, wandern von Baculoviren ferngesteuerte Raupen bei hellem Sonnenschein hinauf in die Baumwipfel, wo sie sterben. Der Vorteil für die Viren: Wenn sich die toten Raupen in den oberen Ästen der Bäume verflüssigen, regnen die massenhaft in den Tieren vorhandenen Viren herab und haben so gute Chancen, auf noch nicht infizierte Raupen zu treffen.

... auch in Meerwasser existieren? Bis 1986 nahm man an, dass Meerwasser weitgehend virenfrei sei. Doch die Studentin Lita Proctor von der Staatlichen Universität von New York wollte es genau wissen. Als sie ihre Proben unter das Elektronenmikroskop legte, kam sie auf bis zu 100 Milliarden Viren pro Liter. Andere Wissenschaftler bestätigten ihre Hochrechnungen und kamen auf 1 000 000 000 000 000 000 000 000 000 000 (10^{30}, eine Quintillion) Viren in den Ozeanen. Nicht vorstellbar? Die Anzahl an Viren in den Ozeanen übertrifft die Anzahl aller anderen Meeresbewohner zusammengenommen um das 15-Fache. Würde man alle Viren der Ozeane auf eine Waage legen, so entspräche ihr Gewicht dem von 75 Millionen (!) Blauwalen.

... vermutlich schon die Dinosaurier vor 150 Millionen Jahren quälten? Florian Witzmann und Oliver Hampe vom Berliner Museum für Naturkunde haben an den Knochen des pflanzenfressenden Sauriers Dysalotosaurus lettowvorbecki typische Veränderungen entdeckt, wie sie von Paramyxoviren, den Auslösern der Paget-Krankheit, hervorgerufen werden

… bald im Kampf gegen gefährliche Hirntumore helfen könnten? Sogenannte Parvoviren können Krebszellen befallen und abtöten, verursachen aber beim Menschen keine Krankheit. Seit Anfang der 1990er-Jahre erforscht Professor Jean Rommelaere im Deutschen Krebsforschungszentrum die krebstötenden Eigenschaften von Parvoviren. Für seine Arbeit wählte Rommelaere Parvoviren, die normalerweise Nagetiere befallen, aber auch für menschliche Zellen infektiös sind. Gemeinsam mit Dr. Karsten Geletneky von der Heidelberger Neurochirurgischen Universitätsklinik konnte Rommelaere im Tierversuch nachweisen, dass sich fortgeschrittene Hirntumore (sogenannte Glioblastome) nach einer Behandlung mit Parvoviren vollständig zurückbildeten und die Tiere deutlich länger überlebten als unbehandelte Artgenossen.

… Meister der Evolution durch Mutation sind? Viren mutieren etwa 1000-mal schneller als Bakterien, die wiederum rund 1000-mal schneller mutieren als wir. Durch diese extrem hohe Mutationsrate werden sie noch schneller resistent gegen Medikamente als Bakterien.

Die Zukunft der Krankheitserreger und das Überleben der Menschheit

Zweifel zu haben ist ein unangenehmer, sich in Sicherheit zu wiegen ein absurder Zustand.

Voltaire (1694–1778)

In den vorhergehenden Abschnitten dieses Buches habe ich klargemacht, wie der Mensch seit eh und je mit Keimen zu kämpfen hatte, aber auch in der Auseinandersetzung mit ihnen erst zu dem geworden ist, was ihn heute ausmacht. Auch, warum unsere heutige Zivilisation anfälliger denn je ist und dass diese Anfälligkeit vollständig menschengemacht ist. Es wurde bei all dem auch deutlich, dass die Welt der Mikroben so reichhaltig und zum größten Teil noch gänzlich unerforscht ist, sodass wir stets mit dem Schlimmsten rechnen müssen. Was aber wäre das Schlimmste?

Das 5-Stufen-Modell von Nathan Wolfe

Dr. Nathan Wolfe, Autor des spannenden Sachbuchs *The Viral Storm* (dt. Titel: *Virus – Die Wiederkehr der Seuchen*) präsentierte im Jahre 2007 in dem Fachblatt *Nature* ein 5-Stufen-Modell, das den Weg von einer Tierseuche hin zu einer Menschenseuche beschreibt. Auf Stufe 1 ist der Seuchenerreger – sei es ein Bakterium, ein Virus oder ein Parasit – nur in Tieren zu finden. Ein Beispiel für einen solchen Keim ist das Schmallenberg-Virus, das seit Ende 2011 unter anderem in Deutschland unter Rindern, Ziegen und Schafen grassiert. Auf Stufe 2 stehen Erreger, die vom Tier auf den Menschen überspringen können, jedoch nicht von Mensch zu Mensch weitergegeben werden, wie etwa der Vogelgrippe-Erreger H5N1. Erreger der Stufe 3 können vom Tier auf den Menschen und auch von Mensch zu Mensch weitergegeben werden. Ein solcher Stufe-3-Ausbruch betrifft jedoch nur eine begrenzte

Anzahl von Menschen, bevor der Ausbruch von selbst erlischt. In diese Kategorie gehören beispielsweise das Ebolavirus und das Affenpockenvirus. Stufe-4-Erreger kommen in Tieren vor und springen immer wieder einmal auf den Menschen über, wo der Erreger über längere Zeiträume auch von Mensch zu Mensch weitergegeben wird. Ein Beispiel hierfür ist das Denguevirus, das durch den Stich von Mücken übertragen wird und in tropischen und subtropischen Zonen weitverbreitet ist. Die WHO schätzt, dass jährlich 50 bis 100 Millionen Menschen am Denguefieber erkranken, 500 000 von ihnen einen schweren Krankheitsverlauf durchleben und 22 000 sterben, meist Kinder. Kategorie-5-Erreger dagegen haben sich vollständig vom Tierreich gelöst und sind ausschließlich im Menschen vorhanden, wie etwa das Humane Immundefizienz Virus (HIV), das Tuberkulosebakterium oder die Malariaparasiten.

Dass uns Stufe-1-Erreger nicht schrecken müssen, liegt auf der Hand, sind sie doch auf das Tierreich beschränkt. Sie können zwar großen finanziellen Schaden anrichten, wenn sie große Viehbestände befallen, sie können sogar Tierarten zum Aussterben bringen, wie der Chytridpilz (Batrachochytrium dendrobatidis), der 30 der 113 Froscharten Lateinamerikas für immer vom Erdboden gefegt hat. Doch uns Menschen können Kategorie-1-Erreger nichts anhaben.

Auch vor Kategorie-2-Erregern müssen wir keine große Angst haben, befallen sie doch nur wenige, die direkten Kontakt mit erkrankten Tieren haben. Und auch wenn Kategorie-5-Erreger die übelsten Kandidaten sind, die Jahr für Jahr viele Menschen töten oder – wie die Pocken – getötet haben, so sind sie doch immerhin bekannt. Wir können Medikamente entwickeln, Impfstoffe sowie Strategien, wie sich die Verbreitung verhindern oder zumindest reduzieren lässt.

Ernsthafte Sorgen machen sollten wir uns hingegen um Erreger der Kategorien 3 und 4, stehen ihnen doch möglicherweise noch genetische Änderungen bevor, die sie zu einem Siegeszug um die ganze Welt befähigen, wie er etwa dem Pestbakterium Yersinia pestis im Mittelalter gelang (siehe S. 19).

Womit wir immer rechnen müssen:
Der »Apokalypse-Keim«

Und ich sah ein fahles Pferd. Und der darauf saß, dessen Name war Tod,
und die Hölle folgte ihm nach.

Offenbarung des Johannes (Apk 6, 1–17)

Im letzten Buch des Neuen Testaments öffnet ein Lamm die ersten vier Siegel
des mit sieben Siegeln verschlossenen Buches. Nach dem Öffnen des ersten
Siegels erscheint ein weißes Pferd, auf dem ein Reiter mit Bogen sitzt. Pferd
und Reiter sind Sinnbild für siegreichen Krieg. Beim Öffnen des zweiten
Siegels erscheint ein feuerrotes Pferd, dessen Reiter ein Schwert trägt. Er steht
für den Krieg, bei dem sich die Menschen gegenseitig abschlachten. Das dritte
Pferd ist pechschwarz, sein Reiter hält eine Waage in der Hand. Gemeinsam
stehen sie für Inflation, Hunger und Tod. Auf dem vierten, fahlen Pferd sitzt
der Tod, die Ankündigung von Furcht, Krankheit, Niedergang und Tod.

Es erscheint mir passend, den (noch) fiktiven Keim, über den wir nun
reden wollen, als »Apokalypse-Keim« zu bezeichnen. Denn das, was uns
möglicherweise – oder sogar sehr wahrscheinlich – bevorsteht, ist dazu
angetan, genau jene archaischen Ängste zu wecken, die Seuchen in den
Menschen schon vor 2000 Jahren hervorgerufen haben dürften.

Was muss ein Keim mitbringen, damit er zum Apokalypse-Keim wird? Ein
wichtiges Kriterium ist sicher, dass seine genauen molekularbiologischen
Eigenschaften noch unbekannt sind, dass wir folglich nichts in der Hand
haben, womit wir uns gegen ihn wehren könnten, keine Medikamente, keine
Impfungen. Wir werden von ihm überrascht und stehen unter Zeitdruck, um
Mittel und Wege zu finden, ihn zu bekämpfen.

Ein weiteres wesentliches Merkmal des Apokalypse-Keims ist eine hohe
Basisreproduktionsrate $R0$ (gesprochen: R-Null). Sie gibt an, wie viele
Personen innerhalb der Bevölkerung von einem Infizierten angesteckt werden,
wenn die Bevölkerung nicht durch Impfung oder einen anderen Faktor vor
der Infektion geschützt ist. Man spricht dann von einer naiven, schutzlosen
Bevölkerung, wie es beim Auftreten eines völlig neuen Keims weitestgehend
der Fall wäre. Eine Infektionskrankheit mit einem $R0$ kleiner 1 ebbt rasch

ab, eine mit einem R0 gleich 1 bleibt in der Bevölkerung vorhanden, weitet sich aber nicht zur Epidemie aus, man spricht dann von einer Endemie. Alles oberhalb eines R0 von 1 führt zur Ausweitung der Erkrankung. Ein Beispiel: Eine Infektionskrankheit hat einen R0 von 2. Dann würde die Reihe, beginnend mit dem ersten Patienten, so aussehen: 1 – 3 – 5 – 9 – 17 – 33 – 65 – 129 – 257 – 513 – 1025 usw. Infizierte nach zehn Infektionszyklen. Bei einem R0 von 3 wäre die Reihe 1 – 4 – 10 – 28 – 81 – 244 – 730 – 2 188 – 6 562 – 19 684 – 59 050 usw. Bei einem R0 von 4 hätten wir nach 10 Zyklen bereits 1 048 577 Infizierte, bei einem R0 von 5 wären es 9 765 626. Sie sehen, die Zahlen der Infizierten schnellen sehr rasch nach oben, wenn die Bevölkerung, die sich potenziell anstecken kann, ausreichend groß ist.

Epidemiologische Untersuchungen haben ergeben, dass der R0 der saisonalen Grippe 1,2 beträgt, der von SARS etwa 3, der R0 der Pest zwischen 1,3 und 1,6, der von Ebola 2,7 und der R0 der Pocken zwischen 1,5 und 20. Gehen wir bei den Pocken von einem mittleren Wert von 10 aus, so hätten wir theoretisch nach zehn Zyklen 10 000 000 001 (10 Milliarden) Infizierte. Dies ist selbstverständlich ein grob vereinfachtes Modell, das aber immerhin deutlich macht, wie schnell die Zahlen von Infizierten ansteigen können. Ein wesentliches Kriterium für unseren Apokalypse-Keim ist also eine hohe Infektiosität, sprich ein hoher R0.

Ein weiteres Kriterium ist die Letalität der Seuche, also wie viele der Infizierten an der Erkrankung sterben. Grundsätzlich gilt: Je höher die Letalität, desto »apokalyptischer« der Erreger. Um ein Gefühl dafür zu bekommen, wie verheerend sich eine neue Seuche auswirken kann, wenn keine Behandlung zur Verfügung steht und keine natürliche Immunität in der Bevölkerung vorhanden ist, hier die Letalität einiger bekannter Infektionskrankheiten.

- Pest (Erreger: Yersinia pestis): bis 100 Prozent
- Rotz (Erreger: Burkholderia mallei): > 90 Prozent
- Ebola-Fieber (Erreger: Ebola-Virus): 50–90 Prozent
- Marburg-Fieber (Erreger: Marburg-Virus): 25–80 Prozent
- Pocken (Erreger: Variola major): 25–50 Prozent
- Cholera (Erreger: Vibrio cholerae): 10–80 Prozent

Ein weiteres Kriterium, das letztlich den R0-Wert mitbestimmt, ist der sogenannte Kontagionsindex. Das ist eine Zahl zwischen 0 und 1, mit der angegeben wird, wie viele Personen sich tatsächlich anstecken, wenn sie mit einem Infizierten in Kontakt kommen. Bei Masern etwa liegt der Kontagionsindex bei 0,95. Das bedeutet, dass sich 95 Prozent der Kontaktpersonen ebenfalls infizieren. Für die Pocken liegt der Kontagionsindex ebenfalls bei 0,95, für Affenpocken bei 0,15, für Influenza zwischen 0,15 und 0,75.

Welche Kriterien für einen Apokalypse-Keim haben wir jetzt? Zum Ersten ist uns der Keim unbekannt oder es handelt sich um einen bekannten Erreger, der sich genetisch so verändert hat, dass wir zunächst nichts gegen ihn in der Hand haben. Zum Zweiten besitzt er eine hohe Basisreplikationsrate R0, sodass eine infizierte Person mehrere weitere Personen infiziert und sich die Erkrankung wie in einem Schneeballsystem weiter ausbreitet. Zum Dritten besitzt der Keim eine hohe Letalität, führt also in vielen Erkrankungsfällen zum Tod, und ist zum Vierten höchst ansteckend (Kontagionsindex nahe 1). Erschwerend kann noch hinzukommen, dass die Inkubationszeit – das ist die Zeit zwischen Ansteckung und Ausbruch der Krankheit – sehr lang ist und dass der Infizierte während dieser Zeit bereits andere anstecken kann. Die Pocken beispielsweise haben eine Inkubationszeit von 7 bis 19 Tagen. Doch schon vier Tage, bevor die Krankheit sichtbar wird, kann der Infizierte andere anstecken. Die Folge davon ist, dass sich die Krankheit bereits stark ausgebreitet haben kann, ehe überhaupt bekannt wird, dass die Pocken ausgebrochen sind.

Wenn unser Apokalypse-Keim also beispielsweise eine Inkubationszeit von sieben Tagen hätte, davon aber bereits vier oder mehr Tage vom Infizierten weitergegeben werden könnte, könnte sich der Keim bereits über mehrere Kontinente ausgebreitet haben, bevor die Gefahr realisiert wird.

Dies ist KEINE Übung!

Schaut man sich den US-amerikanischen Seuchen-Thriller *Contagion* (dt. Ansteckung) von Regisseur Steven Soderbergh an, so bekommt man den

Eindruck, dass die staatlichen Seuchenschützer der Centers for Disease Control and Prevention (CDC) schnell und beherzt reagieren. Betrachtet man hingegen das Vorgehen der Behörden in Deutschland beim Ausbruch von EHEC im Jahre 2011, so kann von »schnell« und »beherzt« nicht die Rede sein. Von Mai bis Ende Juli 2011 erkrankten nach Angaben des Robert Koch-Instituts 3 842 Menschen in Deutschland – vornehmlich Norddeutschland – an EHEC, von denen 53 an den Folgen verstarben.

EHEC-Bakterien, sogenannte enterohämorrhagische E.-coli-Bakterien, sind alte Bekannte. Im Mai 1982 erkrankten im US-Bundesstaat Oregon mindestens 47 Menschen an EHEC, im Juni desselben Jahres 26 weitere in Michigan, nachdem sie in derselben Fast-Food-Kette Hamburger verzehrt hatten. Von 1982 bis 2002 wurden in den USA insgesamt 350 Ausbrüche von EHEC-Erkrankungen gemeldet. Bei dem größten Ausbruch im Januar 1993 erkrankten mehr als 700 Personen an dieser mittlerweile scherzhaft »Hamburger-Krankheit« getauften Seuche. Damals ließen die staatlichen Behörden mehr als 250 000 Hamburger aus dem Verkehr ziehen.

Auch in Japan ist das EHEC-Bakterium seit Langem gefürchtet. Im Juli 1996 erkrankten in Japan mehr als 10 000 Menschen an der Darmerkrankung, allen voran Schulkinder. Der Schuldige war hier schnell ausgemacht: Sprossen von weißem Rettich. Das Gesundheitsministerium veröffentlichte daraufhin eine Warnung, die zum Bankrott vieler Sprossen-Bauern führte und dem Staat eine Schadensersatzklage einbrachte – die er verlor. Seither sind in Japan strenge Sicherheitsvorschriften beim Anbau von Sprossen und beim Umgang mit rohem Gemüse vorgeschrieben. Seit damals gab es keine weiteren Todesfälle durch EHEC in Japan.

Doch zurück nach Deutschland. Am 1. Mai 2011 erkrankt der erste EHEC-Patient in Hamburg. In den folgenden Tagen werden in Norddeutschland täglich Dutzende EHEC-Kranker in die Kliniken eingeliefert, bis diese am Limit und darüber hinaus arbeiten. Dennoch dauert es 18 Tage nach Ausbruch der Erkrankungswelle, bis das Robert Koch-Institut (RKI), Deutschlands oberste Seuchenschutzbehörde, von den zuständigen Landesbehörden in Hamburg und Schleswig-Holstein darüber informiert wird. Am 21. Mai unterrichtet das RKI das Bundesinstitut für Risikobewertung (BfR) und das Bundesamt für Verbraucherschutz und Lebensmittelsicherheit (BVL) über das Geschehen.

Einen Tag später ist der Höhepunkt der Krankheitswelle erreicht: 223 neue EHEC-Fälle werden gemeldet. Die Neuerkrankungen nehmen bereits wieder ab, als am 3. Juni die EHEC-Taskforce gegründet wird. Ihr gehören Experten aus fünf Bundesländern (Niedersachsen, Schleswig-Holstein, Mecklenburg-Vorpommern, Hamburg und Bayern), des BfR, des BVL und des RKI an. Zwei Tage später bekommen die Experten Unterstützung durch Wissenschaftler der Europäischen Behörde für Lebensmittelsicherheit (EFSA).

Bis zur Gründung der Taskforce war also mehr als ein Monat ins Land gegangen. Schlimmer noch: Das RKI erfuhr erst fast drei Wochen nach Beginn der Krankheitswelle vom Ernst der Lage. Man mag sich gar nicht vorstellen, was geschehen wäre, wenn es sich um ein Killervirus gehandelt hätte, das hochansteckend und tödlich gewesen wäre.

Es macht keinen Sinn, einzelne Behörden oder gar einzelne Beamte an den Pranger zu stellen. Das Problem liegt vielmehr in der Struktur begründet. Im 766 Seiten starken *Handbuch zum Bevölkerungsschutz* mit dem Titel »Biologische Gefahren I«, herausgegeben 2007 vom Bonner Bundesamt für Bevölkerungsschutz und Katastrophenhilfe sowie dem Berliner Robert Koch-Institut, heißt es in Abschnitt 3.2. »Rechtliche Grundlagen der zivilen Sicherheitsvorsorge in Deutschland – Rahmenbedingungen für die Bewältigung biologischer Gefahrenlagen«: »Bund, Ländern, Kreisen und Gemeinden sind jeweils einzelne eigene Zuständigkeiten und Aufgaben zugewiesen, die nicht unbedingt in alltäglichen Gefahrenlagen, aber vor allem in größeren, außerordentlichen Schadenssituationen nur im – partnerschaftlichen, am Ziel Bevölkerungsschutz orientierten – Zusammenwirken aller beteiligten Ebenen und Stellen effektiv und sinnvoll im Sinne eines Krisenmanagements angewendet werden können und müssen.«

Kurz: Es ist Zusammenarbeit gefragt. Und die kann bekanntermaßen mal besser, mal weniger gut funktionieren. Wo in den USA die CDC mit weitreichenden Befugnissen ausgestattet sind, sind der deutschen obersten Seuchenschutzbehörde aufgrund der föderalen Strukturen in Deutschland so lange die Hände gebunden, bis sie von den obersten Landesgesundheitsbehörden um Hilfe gebeten werden.

Im Infektionsschutzgesetz (IfSG) mit letzter Änderung vom 28. Juli 2011 heißt es zu dem Thema: »Auf Ersuchen einer obersten Landesgesundheitsbehörde berät das Robert Koch-Institut die zuständigen Stellen bei Maßnahmen zur Vorbeugung, Erkennung und Verhinderung der Weiterverbreitung von schwerwiegenden übertragbaren Krankheiten und die obersten Landesgesundheitsbehörden bei länderübergreifenden Maßnahmen; auf Ersuchen einer obersten Landesgesundheitsbehörde berät das Robert Koch-Institut diese zur Bewertung der Gefahrensituation beim Auftreten einer bedrohlichen übertragbaren Krankheit. Es arbeitet mit den jeweils zuständigen Bundesbehörden, den zuständigen Länderbehörden, den nationalen Referenzzentren, weiteren wissenschaftlichen Einrichtungen und Fachgesellschaften sowie ausländischen und internationalen Organisationen und Behörden zusammen und nimmt die Koordinierungsaufgaben im Rahmen des europäischen Netzes für die epidemiologische Überwachung und die Kontrolle übertragbarer Krankheiten wahr.«

Das RKI muss also »ersucht« werden, etwas zu tun. Dann erst kann es seinen immensen Sachverstand einsetzen. Mit Verlaub: Wer einmal erfahren hat, wie schneckengleich Bürokratie funktionieren kann, wird so seine Zweifel bekommen, wie zeitnah ein solches Ersuchen erfolgen kann.

Im Falle EHEC gab es zusätzlich zu den Zuständigkeiten der Landesgesundheitsämter zwei große Akteure: das genannte Robert Koch-Institut (RKI), das dem Bundesministerium für Gesundheit unterstellt ist, und das Bundesinstitut für Risikobewertung (BfR), das dem Bundesministerium für Ernährung, Landwirtschaft und Verbraucherschutz untersteht. Dabei war das RKI für die EHEC-Infektionen beim Menschen zuständig, das BfR für die Proben in Lebensmitteln. Offiziell heißt es zwar, es gebe »eine enge Zusammenarbeit und eigentlich bisher keine Defizite«, wie der Präsident des BfR, Andreas Hensel, versicherte. Doch sogar aus den Instituten selbst verlautete, so Tagesschau.de am 7. Juni 2011, dass es unter den Instituten durchaus Konkurrenz gebe.

Konkurrenz belebt das Geschäft, heißt es. Doch Konkurrenz ist eben alles andere als gute Zusammenarbeit.

Es verwundert deshalb kaum, dass der Ärztliche Direktor der Berliner Charité, Ulrich Frei, in den *Tagesthemen* – ebenfalls vom 7. Juni 2011 – bemängelte, dass das RKI zwar beraten und vermitteln könne, aber keine Durchgriffmöglichkeiten habe. In dasselbe Horn stieß Professor Bitter-

Suermann, der Präsident des Medizinischen Fakultätentags (MFT) mit seiner Forderung, der Bund solle dafür sorgen, dass das Meldewesen bei Epidemien professionalisiert werde und so ein zügiges Einschreiten ermögliche. Dafür, so Bitter-Suermann, müssten mehr Kompetenzen beim RKI gebündelt werden. Ein weiser Rat, denn wie wir alle wissen: Viele Köche verderben den Brei. Im Falle der EHEC-Krise können wir von Glück sagen, dass der Brei zwar ungenießbar, aber nicht wirklich giftig war.

Was wäre, wenn ...?

Am 7. und 8. November 2007 wurde vom Bundesamt für Bevölkerungsschutz und Katastrophenhilfe nach Vorgaben des Bundesministeriums des Innern in Zusammenarbeit mit den Bundesländern eine Übung mit dem Titel »LÜKEX 07« – LÜKEX steht für **Länderü**bergreifende **K**risenmanagementübung (**EX**ercise) – durchgeführt. An der Übung beteiligten sich elf Bundesressorts, das Bundeskanzleramt, das Presse- und Informationsamt der Bundesregierung und sieben Bundesländer (Bremen, Hamburg, Mecklenburg-Vorpommern, Rheinland-Pfalz, Saarland, Sachsen-Anhalt, Thüringen). Die übrigen neun Bundesländer nahmen als Beobachter und Ansprechpartner teil. Auch dabei waren internationale Beobachter, Behörden, Hilfsorganisationen, Verbände und circa 50 Wirtschaftsunternehmen – insgesamt etwa 3000 Personen. Ziel war es herauszufinden, ob das Zusammenspiel der Beteiligten bei einer Grippeepidemie so funktionieren würde, dass möglichst viel Schaden von der Bevölkerung ferngehalten würde. Dabei ging man von folgenden Grundannahmen aus:

1. Es sind bereits knapp zwei Monate ins Land gegangen, bevor die WHO die Phase 6 ausgerufen hat, in der es zu einer »zunehmenden und anhaltenden Übertragung in der Allgemeinbevölkerung« gekommen ist. Es gab also ausreichend Gelegenheit, sich auf die Phase 6 vorzubereiten.
2. Das Grippevirus befällt 30 Prozent der Bevölkerung.
3. Es kommt zu circa 27 Millionen Krankheitsfällen.
4. 13 Millionen Bürger suchen einen Arzt auf.

5. 370 000 Menschen müssen stationär in Kliniken versorgt werden.
6. Es kommt zu 102 000 Todesfällen.

In einer Pressemitteilung des Bundesinnenministeriums vom 15. November 2007 wurden der damalige Bundesinnenminister Dr. Wolfgang Schäuble und die ehemalige Bundesgesundheitsministerin Ulla Schmidt zitiert, die nach LÜKEX 07 eine durchweg positive Bilanz zogen.

Dr. Wolfgang Schäuble: »Durch die Professionalität der Beteiligten bei Bund und Ländern gelang eine zügige Umsetzung der notwendigen Maßnahmen und damit die optimale Bewältigung der simulierten Grippewelle. Bund und Länder haben in dem Bewusstsein gehandelt, dass sich eine derart komplexe Schadenslage nur im gemeinsamen Schulterschluss bewältigen lässt. Das Bundesamt für Bevölkerungsschutz und Katastrophenhilfe hat hier in enger fachlicher Zusammenarbeit mit dem Robert Koch-Institut hervorragende Arbeit in der Vorbereitung geleistet.«

Ulla Schmidt: »Die Übung hat gezeigt, dass sich Bund und Länder in Zusammenarbeit mit Behörden, Organisationen und Unternehmen auf die komplexen Herausforderungen einer Influenzapandemie gut vorbereiten. Das Robert Koch-Institut und das Paul-Ehrlich-Institut als zentrale fachliche Einrichtungen sowie die Bundeszentrale für gesundheitliche Aufklärung waren mit ihrer Sachkompetenz bei diesem simulierten Ernstfall Ratgeber und Ansprechpartner. Wichtig war uns bei der Übung auch, den Ablauf und das Zusammenspiel der Presse und Öffentlichkeitsarbeit auf allen Ebenen zu proben. Das Ergebnis der LÜKEX-Übung kann sich sehen lassen. Wir sind gut vorbereitet für einen größtmöglichen gesundheitlichen Schutz der Bürgerinnen und Bürger. Denn neben allen Maßnahmen gehört im Krisenfall entscheidend dazu, dass alle gemeinsam die Bevölkerung wissenschaftlich fundiert und schnell über alle aktuellen Entwicklungen unterrichten.«

Klingt gut, aber ganz so positiv scheint die Übung denn doch nicht verlaufen zu sein. In einer offiziellen, nur wenige Seiten starken Veröffentlichung zur Übung ist davon die Rede, dass außerhalb der Anwendung von Polizei- oder Katastrophenschutzrecht »tragfähige Lösungen für eine Personalsicherstellung im Krisenfall in Schlüsselbereichen« fehlen, dass die Übung »Optimierungsmöglichkeiten im Krisenmanagement auf Bundes- und

Landesebene bei einer länger andauernden Krise verdeutlicht« hat, die »die räumliche und (informations-)technische Ausstattung, die Konkretisierung der personellen Besetzung der Krisenmanagementstrukturen sowie die Sicherstellung der personellen Besetzung der Stäbe« betrifft.

Was sich hier nur zwischen den Zeilen herauslesen lässt, dass nämlich nicht alles so geklappt hat, wie es sollte, stellt sich in Beiträgen des Magazins *FOCUS* aus den Jahren 2008 und 2009 weitaus krasser dar. Dem *FOCUS* lagen nach eigenen Angaben unveröffentlichte, geheime Auswertungen der Übung vor. »In Thüringen etwa gingen fast ein Viertel der Bemühungen, Schaden für die Bevölkerung abzuwenden, daneben: Von 86 trainierten Lagebildern seien 20 ›nicht bewältigt‹ worden, heißt es in einer *FOCUS* vorliegenden Auflistung des Erfurter Innenministeriums. Dies »hätte im Realfall schwerwiegende Folgen nach sich gezogen«, so die Autoren – »zumal elf der vergeigten Aufgaben als ›sehr wichtig‹ eingestuft waren«, so *FOCUS* am 25. August 2008. Weiter heißt es dort:

»Als größte Probleme stellten sich heraus:

- Weil Medikamente nicht schnell genug beschafft werden können, kommt es landesweit zu tätlichen Übergriffen auf Apotheken; die überforderte Polizei schreitet gegen Plünderer nicht ein.

- Hausärzte dürfen laut Gesetz bei Patientenbesuchen keine Medikamente abgeben, deshalb bleiben viele ältere Menschen in Erfurt ohne Antigrippemittel; die Sterberate steigt rapide.

- Polizisten melden sich massenhaft krank, doch Kräfte der Bereitschaftspolizei rücken nicht nach. Folge: Die Polizeidirektion Suhl ist arbeitsunfähig.

- Kliniken sind überlastet, das Hausärztesystem versagt. Konsequenz: In einigen Landkreisen bricht die medizinische Versorgung komplett zusammen.

- Städtische Mitarbeiter weigern sich, ohne Versorgung mit antiviralen Mitteln weiterzuarbeiten – die Verwaltung von Gera wird lahmgelegt.

- Bei einigen Lebensmittelketten fallen 30 Prozent des Personals sowie viele Lieferfahrer aus, der Handel kollabiert. Es kommt zu Plünderungen.

- Weil in einer Gemeinde die Klärbecken überlaufen und die Abwasserentsorgung ausfällt, wächst die Seuchengefahr (Typhus, Pest, Cholera usw.).

- Die Grippewelle erfasst auch landwirtschaftliche Betriebe, das Personal kommt mit Tier-Notschlachtungen nicht nach, etliche Kadaver bleiben liegen. Folge: Ausbruch von Tierseuchen, Übertragung auf Menschen.«

Ein Jahr später ist der Abschlussbericht von LÜKEX 07 immer noch Verschlusssache. Noch einmal ein Auszug, diesmal aus FOCUS Online vom 3. Mai 2009: »In dem vom Bundesamt für Bevölkerungsschutz und Katastrophenhilfe (BBK) erstellten 53-seitigen Abschlussbericht ist nach FOCUS-Informationen von etlichen ‚Schwachstellen‘, ‚Defiziten‘ und ‚Missverständnissen‘ die Rede. Er ist als ‚Verschlusssache‘ eingestuft. Demnach waren die übenden Krisenstäbe zum Teil unfähig, Entwicklungen vorherzusagen und ‚vorausschauende strategische Entscheidungen‘ zu fällen. Bedrohliche Szenarien wurden ‚zum Teil unterschätzt‘, auf gravierende Auswirkungen wurde nur schleppend oder gar nicht reagiert. Der Bericht moniert, es habe an ‚Instrumenten und Daten‘ gefehlt, um den Bedarf an Antibiotika oder an antiviraler Arznei realistisch einzuschätzen.«

Übrigens: Meine eigene Anfrage vom Juni 2012 nach dem vollständigen Abschlussbericht der LÜKEX-07-Übung wurde von der Pressestelle des Bundesamts für Bevölkerungsschutz und Katastrophenhilfe (BBK) folgendermaßen beschieden: »Der umfassende Gesamtbericht ist tatsächlich nicht öffentlich verfügbar.«

Bedenkt man, dass das Szenario von einer Vorlaufzeit von zwei Monaten ausging, kommt einem dabei schon das Grausen. Und was wäre, wenn es noch schlimmer käme?

Noch Fiktion – bald schon Realität?

Sie erinnern sich an die Kriterien für einen Apokalypse-Keim: unbekannter Erreger, hoher R0-Faktor, hohe Sterblichkeit, hohe Übertragbarkeit, lange Inkubationszeit mit langer ansteckender Phase? Lassen Sie mich selbst ein Planspiel durchführen.

Es beginnt auf dem Hamburger Flughafen, als einem Zollbeamten ein junger Mann auffällt, dessen Jacke sich stark ausbeult. Der Mann wird aus der Schlange herausgewunken und gebeten, seine Jacke zu öffnen. Als der Angesprochene der Aufforderung nachkommt, springt ein junger Zwergschimpanse (Bonobo) aus der Jacke hervor und flüchtet auf den Arm des Zollbeamten. Er sei aus dem Kongo eingereist, wo er das Tier am Tag vor seiner Abreise auf einem Markt vor dem sicheren Ende im Kochtopf gerettet habe. Ja, er wisse, dass das illegal sei, aber er habe das Tier doch nur retten und seiner Freundin schenken wollen.

Der Mann wird der Polizei übergeben, der Zwergschimpanse in einem Käfig an das Tierheim Hamburg Süderstraße weitergeleitet. Die tierärztliche Untersuchung ergibt, dass der Bonobo zwar verängstigt und etwas unterernährt, ansonsten aber gesund sei. Was niemand ahnt: Das Tier trägt ein tödliches, bislang unbekanntes Virus in sich, das es bereits an den »Affenretter«, eine Schweizerin, die der Mann im Kongo kennengelernt hat (»Oh, ist der süß! Darf ich ihn mal auf den Arm nehmen?«), einen Flughafenbeamten im Kongo, dem der Mann für sein Schweigen ein paar Dollar in die Hand gedrückt hat, einen achtjährigen Jungen aus Mühlheim an der Ruhr, der das Tier im Flugzeug entdeckt und gestreichelt hat (»Nein, ich verrate nichts!«), den Hamburger Zollbeamten, den untersuchenden Tierarzt und zwei Angestellte des Tierheims weitergegeben hat.

Dem Äffchen wird es auch weiterhin gut ergehen. Es wird ein paar Tage lang etwas müde und schlapp sein. Ansonsten kann ihm das Virus aber nichts anhaben. Ganz anders bei den infizierten Menschen. Sie sind bereits einen Tag später selbst Überträger des Virus und reichen es fleißig weiter. Erst sieben Tage nach der Infektion zeigen sich die ersten Symptome: hohes Fieber, Kopf- und Gliederschmerzen, Benommenheit. Alle Betroffenen glauben zunächst an eine »Grippe«, schlucken wahlweise Paracetamol, Ibuprofen oder Aspirin und hoffen, dass sie bald wieder auf die Beine kommen. Doch es wird nicht besser, im Gegenteil. Zwei weitere Tage später kommen schwerer Durchfall, Übelkeit, Erbrechen und Verwirrtheit hinzu. Erst jetzt, etwa neun Tage nach der Ansteckung, wird der kleine Junge aus dem Flugzeug im Evangelischen Krankenhaus Mühlheim eingeliefert. Da die Familie aus dem Kongo kam und somit eine reisebedingte Infektion vermutet wird, schickt man eine Blutprobe zur Erregerbestimmung ins Labor. Inzwischen stirbt der Junge an schweren inneren Blutungen.

Man weiß jetzt, dass es sich um ein hämorrhaghisches Fieber handeln muss. Und tatsächlich, die Analyse ergibt, dass ein sogenanntes Filovirus verantwortlich ist. Doch es ist kein bekanntes Filovirus wie Ebola oder Marburg. Da es zuerst bei dem Jungen aus Mühlheim festgestellt wurde, bekommt es den Namen »Mühlheim-Virus«.

Unterdessen sind mehrere Fälle des Mühlheim-Virus-Fiebers aufgetreten. In Hamburg ringt der »Affenretter« um sein Leben, ebenso der Zollbeamte, der Tierarzt und die beiden Angestellten des Tierheims.

Jetzt erst beginnt die ganze Maschinerie, die zu unserem Schutz gedacht ist, anzulaufen. Die Uhr tickt, und schon ist die Pandemie nicht mehr aufzuhalten. In den sieben Tagen nach der Ansteckung hat jeder der Infizierten das Virus an zahlreiche andere Menschen weitergereicht. Es werden Fälle aus der Schweiz gemeldet, aus dem Kongo, aus den USA und vielen weiteren Staaten. Es stellt sich heraus, dass allein der Zollbeamte während seiner Tätigkeit am Flughafen 24 Menschen infiziert hat. Menschen, die anschließend in aller Herren Länder gereist sind und dort weitere Menschen angesteckt haben.

Das Virus ist hochansteckend, sowohl über die Atemluft als auch über Gegenstände, die von den Infizierten berührt wurden. Die Kontagiosität liegt bei 0,9, knapp unterhalb der des Masernvirus. Der R0, so ergeben erste Berechnungen, beträgt rund 5. Das heißt, jeder Infizierte steckt weitere fünf Personen an. Die Letalität liegt bei mindestens 90 Prozent. Es gibt keine Behandlungsmöglichkeit gegen das Virus. Keines der zugelassenen virostatischen Medikamente wie Tamiflu® zeigt Wirkung.

Am zehnten Tag sind in Deutschland bereits 110 Menschen an dem Virus gestorben, fünf Tage später sind es 640, am 25. Tag sind 19 230 Tote zu beklagen, am 30. Tag 101 000. Die öffentliche Ordnung ist nicht mehr aufrechtzuerhalten. Allzu viele Ärzte, Polizisten, Busfahrer und Feuerwehrleute sind selbst erkrankt, bereits gestorben oder trauen sich nicht mehr zur Arbeit. Der Müll bleibt liegen, weil auch die Entsorgungsunternehmen nicht mehr arbeitsfähig sind. Hamsterkäufe haben die Supermärkte geleert, die aufgrund fehlenden Personals und mangels Lieferungen nicht mehr aufgefüllt werden können. Gewalt greift um sich, Schuldige werden gesucht, es kommt zu Plünderungen. Die Menschen sind in Panik.

Am 40. Tag gibt es schon 2 368 000 Tote, am 50. Tag 28 811 000 – mehr als ein Drittel der Gesamtbevölkerung der Bundesrepublik Deutschland. Längst können die Toten nicht mehr anständig beerdigt werden. Die selbst kaum noch handlungsfähige Bundeswehr hebt Massengräber aus, in denen die Leichen wie am Fließband abgelegt und verscharrt werden. Und so wie in Deutschland sieht es fast überall auf der Erde aus.

Als das Mühlheim-Virus-Fieber nach gut zwei Monaten aus Mangel an »Menschenmaterial« langsam abzuebben beginnt, sind weltweit fast 2 Milliarden Menschen gestorben. Aber es hätte noch schlimmer kommen können, wenn der R0 nicht 5 betragen hätte, sondern 10, 15 oder 20.

Kaum vorstellbar, oder?

Wer eine solche Simulation einmal in Form eines Spielfilms erleben möchte, sollte sich Steven Soderberghs brillanten Seuchen-Thriller *Contagion* anschauen. Wer danach noch meint, die deutschen Behörden seien auf einen solchen Fall auch nur ansatzweise vorbereitet, kann nur als hoffnungsloser Optimist gelten. Wenn es schon bei einem Sandkasten-Experiment wie LÜKEX 07 nicht geklappt hat, wie sollte es dann mit echten Toten und echter Panik funktionieren?

Interview mit Prof. Dr. Reinhard Kurth

Professor Reinhard Kurth ist Virologe und seit 2008 Vorsitzender des Stiftungsrats der Schering Stiftung. Zuvor war Professor Kurth Präsident des für Infektionskrankheiten zuständigen Berliner Robert Koch-Instituts, des Frankfurter Paul-Ehrlich-Instituts sowie Kommissarischer Leiter des Bundesinstituts für Arzneimittel und Medizinprodukte in Bonn.

Herr Professor Kurth, in einem Beitrag in der Zeitschrift **Bundesgesundheitsblatt, Gesundheitsforschung, Gesundheitsschutz 2004** *zum Thema Zoonosen unter dem Titel »Das Auftreten alter und neuer Seuchen als Konsequenz menschlichen Handelns« erläutern Sie, inwiefern unter anderem technologische Fortschritte, Veränderungen der Umwelt und des Lebensstils – vor allem die stark erhöhte*

91

individuelle Mobilität – das Risiko für das Auftreten von »Emerging Infectious Diseases« (»aufkommenden Infektionskrankheiten«) in unserer Gesellschaft stark erhöht haben. Infektionskrankheiten, die ehedem oft von lokaler Bedeutung blieben oder sich zumindest verhältnismäßig langsam ausbreiteten, haben durch diese vom Menschen verursachten Veränderungen heute das Zeug zu einer Pandemie, die binnen kürzester Zeit jeden Winkel der Erde erreichen kann. Was muss aus Ihrer Sicht geschehen, um die bestehenden Risiken zu minimieren? Und: Wie lassen sich für die Zukunft ähnliche Entwicklungen vermeiden?

Es ist immer wieder das Handeln des modernen Menschen, das die Ausbreitung neuartiger Erreger wie Viren und Bakterien erleichtert. Erreger reisen heute im infizierten Patienten mit der Geschwindigkeit von Düsenflugzeugen. Weitere Risikofaktoren für das Auftreten neuer Infektionskrankheiten sind zum Beispiel die massive Migration in Städte, insbesondere in die Megastädte der Dritten Welt mit ihrer schlechten Trinkwasserqualität und Abwasserbeseitigung, zunehmende Promiskuität und Prostitution oder die enge Haltung von infizierten Nutztieren in der Nähe des Menschen. Durch kontaminierte Atemluft, Trinken kontaminierten Wassers sowie gehäufte sexuelle Übertragung von Erregern kann es lokal zu Epidemien kommen, in seltenen Fällen natürlich auch zu neuartigen Pandemien. Die Risiken ließen sich natürlich minimieren, wenn der Mensch sein Risikoverhalten einschränken würde, was jedoch weitgehend illusorisch ist. Da natürlich auch Viren und Bakterien wie alle Lebewesen in der Evolution ihr genetisches Material ständig durch Mutation und Selektion variieren, wird es auch in Zukunft immer wieder Erreger geben, die ihre Kontagiösität an den Menschen adaptiert haben und dadurch neue Epidemien oder sogar Pandemien auslösen können.

Mit wenigen Änderungen am Erbgut des H5N1-Erregers gelang es der Wissenschaftlergruppe um Ron Fouchier vom Erasmus Medical Center in Rotterdam (Niederlande) sowie der Forschergruppe um Yoshihiro Kawaoka von der University of Wisconin (USA), das Virus, das bislang nur direkt vom Tier auf den Menschen übertragen wird, hochinfektiös zu machen, sodass es im Tiermodell (Frettchen) direkt von einem Tier auf das nächste übersprang. Ist es vorstellbar, dass derartige Veränderungen auch in der Natur geschehen, sodass dieses höchst letale Virus sich auch von Mensch zu Mensch übertrüge?

Die beiden Forschergruppen haben nur gezeigt, dass das H5N1-Influenzavirus im Hochsicherheitslabor an Frettchen adaptiert werden kann, sodass diese Viren jetzt von Frettchen zu Frettchen übertragbar sind. Diese Untersuchungen haben einen großen wissenschaftlichen Wert, weil man jetzt durch eine genaue vergleichende Genomanalyse die genetischen Veränderungen erkennen kann, die notwendig sind, damit das Virus der Schweinegrippe auf andere Säugetiere, wie zum Beispiel den Menschen, übertragen werden kann. Die Vergangenheit hat gezeigt, dass sich durch das kontinuierliche Auftreten neuer Influenza-Pandemien etwa alle 30 bis 40 Jahre ein solches Influenzavirus auf ganz natürliche Weise auch an den Menschen adaptieren kann, sonst würde es ja nicht zu Pandemien kommen. Dazu sind offenbar multiple Genveränderungen des Influenzavirus notwendig, die man bisher nicht kannte, sodass auch keine Vorhersagen über die Gefährlichkeit neuartiger Grippeviren gemacht werden konnten. Die Forscher um Fouchier und Kawaoka können natürlich noch keine Aussage machen, ob das an die Frettchen adaptierte H5N1-Influenzavirus auch für den Menschen kontagiös ist. Wenn dem so wäre, kann man keinesfalls davon ausgehen, dass dieses Virus dann für den Menschen auch sonderlich krankheitserzeugend sein würde.

Ist der einzelne Bürger im Falle einer Pandemie allein auf behördliche Maßnahmen zu seinem Schutz angewiesen oder kann er auch selbst etwas tun?

Seit den Anschlägen vom 11. September 2001 und der Versendung von Briefen mit Milzbrandsporen in den nachfolgenden Monaten haben die Industrieländer vielfältige Abwehrmaßnahmen gegen natürlich auftretende neue Epidemien und Pandemien sowie gegen bioterroristische Anschläge entwickelt. In Deutschland hat das Robert

Koch-Institut in Berlin die Koordination der Alarm- und Abwehrpläne für die Bundesrepublik übernommen. So wurde zum Beispiel die Kommunikation zwischen Bund, Ländern und Gemeinden, wo die Abwehrmaßnahmen schließlich umgesetzt werden müssen, deutlich verbessert. Sollten Impfstoffe, zum Beispiel gegen Influenzaviren, entweder vorhanden sein oder schnell produziert werden können, ist festgelegt, wie es zu einer Verteilung der anfangs sicherlich knappen Impfstoffe kommen kann. Die Einlagerung von Medikamenten, falls vorhanden, ist geregelt. Pläne für Abriegelungsimpfungen, Quarantänemaßnahmen, das Verbot von Massenveranstaltungen usw. wurden in den öffentlich einsehbaren Notfallplänen festgelegt. Insgesamt sind wir heute sehr viel besser vorbereitet auf das Auftreten neuer Infektionsrisiken als noch vor zehn Jahren.

Haben Sie eine Botschaft, die Sie meinen Lesern gern mitteilen würden?
Die letzten Jahre haben mit dem Auftreten von HIV/Aids, der Vogel- oder Schweinegrippe, von EHEC als bakterieller Infektion oder auch des Rinderwahnsinns gezeigt, dass auch in Zukunft immer wieder neue Infektionskrankheiten auftreten werden. Wichtig ist zunächst für den Einzelnen, nicht in Panik zu verfallen, sondern allein Aufmerksamkeit walten zu lassen. Die heute möglichen, zum Teil oben aufgeführten Kontroll- und Abwehrmaßnahmen sind geeignet, neuartige Infektionen einzugrenzen. Der Einzelne kann sich im Krisenfall höchstens dadurch schützen, dass er, falls vorhanden, Impfungen und Arzneimittel in Anspruch nimmt und ansonsten versucht, die Kontakte zu anderen Menschen zu reduzieren, was natürlich nicht einfach zu realisieren sein würde.

Die aktuellen Bedrohungen

»Selten bricht eine Katastrophe herein, ohne ihre Vorboten vorauszuschicken.«

Raymond Radiguet (1903–1923), frz. Erzähler und Lyriker

Es gibt einen Dienst, der sich ProMED-mail nennt, was für »**Pro**gram for **M**onitoring **E**merging **D**iseases« (Programm zur Beobachtung aufkommender Krankheiten) steht. Es handelt sich dabei um einen internetbasierten Dienst (www.promedmail.org), der 24 Stunden und sieben Tage die Woche immer dann eine Mail verschickt, wenn irgendwo auf der Erde ein Ausbruch einer Infektionskrankheit stattgefunden hat, der Mensch, Tier oder Pflanze betrifft. Ich habe diesen kostenfreien Dienst abonniert und bin immer wieder erstaunt, was Bakterien, Viren und Co. da so treiben, von dem man über die üblichen Kanäle wie Printmedien, Radio und TV wenn überhaupt, dann nur am Rande informiert wird.

Man erfährt auf diesem Wege beispielsweise, wenn neue Fälle des gefährlichen Hantavirus-Fiebers auftreten. Am 29. Mai 2014 etwa wurde eine 45-jährige Frau in der Provinz Los Santos in Panama mit den für die amerikanischen Virenstämme typischen Lungenbeschwerden in die Intensivstation eingeliefert – der 22. Fall in Panama in diesem Jahr. Oder man liest, dass sich im Juli 2014 im US-amerikanischen Minnesota 13 Bürger mit EHEC-Bakterien infiziert hatten (sieben von ihnen vermutlich in verschiedenen Filialen der Restaurantkette Applebee's), dass sich im August 2014 ein Mann und eine Frau in der rumänischen Stadt Caracal mit Milzbrand-Bakterien infiziert und – gleichfalls im August – ein russischer Kleinbauer aus der Nähe von Wolgograd das Fleisch an Milzbrand erkrankter Tiere auf dem Markt verkaufen wollte. Der Mann hatte sich jedoch beim Schlachten selbst infiziert und musste ins Krankenhaus eingeliefert werden, so dass das Fleisch noch vor dem Verkauf beschlagnahmt werden konnte. Und selbstverständlich ist auch das MERS-Coronavirus (Middle East Respiratory Syndrome Coronavirus; MERS-CoV) seit 2012, als das Virus in einem 60-jährigen Patienten in Saudi Arabien nachgewiesen wurde, bis heute immer wieder in den ProMED-Meldungen zu finden. Ebenso wie Ebola, dessen katastrophaler Ausbruch

Ende 2013 von Guinea auf Liberia, Sierra Leone und Nigeria übergriff. Das MERS-Virus hat bis heute 837 Menschen krank gemacht und 291 getötet (35 %), und allein der aktuelle Ebola-Ausbruch in Westafrika kostete bis zum heutigen Tage (22.09.2014) 2800 der 5800 Erkrankten das Leben (48 %). Die WHO prognostiziert, dass die Erkrankungszahl bis November 2014 auf 20 000 und die Sterberate auf 70 % ansteigen wird.

Die Frage, die diesem Kapitel zugrunde liegt: Welche Bedrohungen durch welche Erreger grassieren gerade oder stehen bereits in den Startlöchern?

Die Kamel-Seuche MERS

Fast genau zehn Jahre, nachdem das Atemwegsvirus SARS-CoV um die Welt gezogen war und fast jeden Zehnten der 8000 Erkrankten in rund 30 Ländern der Erde getötet hatte, machte 2012 erneut ein Coronavirus (CoV) Schlagzeilen: MERS-CoV. Während SARS-CoV für »Severe acute respiratory syndrome coronavirus« steht, versteckt sich hinter dem Akronym MERS-CoV das »Middle East respiratory syndrome coronavirus«. Sowohl MERS als auch SARS beginnen wie eine Grippe mit hohem Fieber, Kopf- und Gliederschmerzen sowie extremem Krankheitsgefühl. Im Verlauf der Erkrankung kommen trockener Husten, Lungenentzündung und akute Atemnot hinzu. In schweren Verläufen versagen bei MERS zusätzlich die Nieren.

Die MERS-Chronik beginnt im Juni 2012, als ein Patient in London an einer schweren Atemwegserkrankung stirbt, der aus seiner Heimatstadt Dschidda in Saudi-Arabien zur intensivmedizinischen Behandlung nach Großbritannien verlegt worden war. Der Patient leidet unter den Symptomen einer atypischen Lungenentzündung sowie akutem Nierenversagen. Anfang September 2012 erkrankt in Katar ein weiterer Patient an den gleichen Symptomen und wird ebenfalls nach London verlegt. Kurz vor dem Auftreten der ersten Symptome hatte er sich in Saudi-Arabien aufgehalten. Am 5. Juni 2013 meldet die Weltgesundheitsorganisation WHO 50 Fälle weltweit, von denen etwa die Hälfte tödlich ausgegangen war. Zu diesem Zeitpunkt ist noch nicht klar, aus welchem tierischen Reservoir die Viren stammen. Schon früh aber, im Oktober 2012, spekulieren Wissenschaftler in einem Artikel im angesehenen

Fachblatt *New England Journal of Medicine*, Fledermäuse könnten die Wirte sein – so wie bei SARS auch. Doch saudi-arabische Wissenschaftler können im Juni 2014 nachweisen, dass nicht Fledermäuse, sondern Kamele die Überträger des Virus sind. Ein 44 Jahre alter Mann, der bereits im November 2013 an MERS gestorben war, hatte kurz zuvor seine kranken Kamele behandelt. Die Analyse der Forscher um Studienleiter Tarik Madani von der König-Abdulasis-Universität in Dschidda lässt keinen Zweifel: Tier und Mensch starben am selben Viren-Stamm. Dennoch ist nicht ausgeschlossen, dass Fledermäuse das eigentliche Reservoir bilden und Kamele dem Virus lediglich als Zwischenwirte dienen.

Seit dem Erscheinen eines Fachartikels am 22. Juli 2014 ist klar, dass das MERS-Virus auch über die Luft und nicht nur bei Berührung übertragen werden kann – Wissenschaftler konnten das Virus in der Luft einer Kamelscheune nachweisen. Vereinzelte Infektionen von Krankenhauspersonal legen zudem nahe, dass MERS auch von Mensch zu Mensch überspringen kann.

Seit dem ersten Auftreten von MERS im Juni 2012 bis Juli 2014 wurden 837 bestätigte Erkrankungsfälle registriert, u.a. in Jordanien, Katar, Saudi-Arabien, den Vereinigten Arabischen Emiraten (VAR), Tunesien, Deutschland, England, Frankreich und Italien. Insgesamt kam es zu 291 Todesfällen. Am 4. August 2014 titelte die Ärzte Zeitung online »MERS-CoV unter Kontrolle?«, da in den drei vorangegangenen Wochen kein weiterer Fall aufgetreten war. Es bleibt zu hoffen, dass sich die im April 2014 auf der arabischen Halbinsel beschlossenen Maßnahmen zur Eindämmung der Seuche auch weiterhin bewähren. Es steht ihnen eine harte Bewährungsprobe bevor: Bereits im Juni 2014 gab die Weltgesundheitsorganisation WHO eine Warnung für Mekka-Pilger heraus. Danach sollen Menschen mit einem geschwächten Immunsystem mit ihrem Arzt besprechen, ob die Reise ratsam ist, Pilger, die während des Aufenthaltes auf der arabischen Halbinsel Atemwegssymptome entwickeln, sich von anderen fernhalten und generell alle den Kontakt zu Kamelen meiden. Zur alljährlichen Pilgerfahrt Haddsch reisen rund drei Millionen Muslime aus der ganzen Welt ins saudi-arabische Mekka, darunter etwa 11.000 Amerikaner. Nur gut, dass MERS-CoV nicht so leicht von Mensch zu Mensch übertragbar ist wie andere Viren. Doch auch so: dieses Szenario ist ein Alptraum für jeden Seuchenexperten.

Ebola: Ein internationaler Gesundheitsnotfall

Es vergeht kaum ein Jahr, in dem das Ebola-Virus nicht zuschlägt. Hier nur die schwersten Ausbrüche: 1976 in Zaire, 318 Erkrankte, 280 Tote (88 %); 1994 in Gabun, 52 Erkrankte, 31 Tote (59 %); 1995 in der Demokratischen Republik Kongo (früher Zaire), 315 Erkrankte, 250 Tote (79 %); 2000 bis 2001 in Uganda, 425 Erkrankte, 225 Tote (53 %); Dezember 2002 bis April 2003 in der Demokratischen Republik Kongo, 143 Erkrankte, 128 Tote (90 %). Bis auf wenige importierte Fälle in den USA, auf den Philippinen und einen Laborunfall in Russland wütete das Virus stets in Afrika. Auch der jüngste Ausbruch des Ebola-Fiebers 2014 betrifft die Wiege der Menschheit.

Doch diesmal ist vieles anders. Allein die Zahl der Erkrankten übersteigt die sämtlicher Ausbrüche zuvor deutlich: Von Dezember 2013 bis August 2014 erkrankten 5800 Menschen. Bis zum heutigen Tage (22.09.2014) starben in Westafrika 2800 Menschen an der Seuche, etwa jeder zweite Infizierte. Warum diesmal so viele Menschen betroffen sind, offenbart ein Artikel, der am 16. April 2014 im *New England Journal of Medicine* erschien. Danach war der erste Patient – Patient Zero – ein zweijähriges Kind in einem Dorf im Guéckédou-Distrikt in Guinea, das am 6. Dezember 2013 den grausamen Ebola-Tod sterben musste. Innerhalb der folgenden drei Wochen verstarben auch seine dreijährige Schwester, seine Mutter, Großmutter sowie eine Krankenschwester. Im Krankenhaus hatten sich weitere Menschen angesteckt, ebenso wie viele Trauernde, die zu den Beerdigungen zusammengekommen waren. All diese Infizierten schleppten die Viren in ihre eigenen Dörfer in unterschiedlichen Staaten – Guéckédou liegt im äußersten Süden Guineas unweit der Grenzen zu Sierra Leone und Liberia. Und so ging es weiter und weiter. Nach nur zwölf Wochen umfasste das Seuchengebiet mehrere Zehntausend Quadratkilometer. Waren bei früheren Ausbrüchen stets nur kleine Gebiete betroffen, in denen die Seuche gewissermaßen schnell ausbrannte, weil keine Menschen mehr da waren, die sich hätten infizieren können, wurden und werden die Viren bei diesem Ausbruch wie in einem Staffellauf über weite Landstriche verteilt.

Am 8. August 2014 erklärte die Weltgesundheitsorganisation WHO die Lage in Westafrika zum internationalen Gesundheitsnotfall. Am 13. August forderte das Auswärtige Amt alle deutschen Staatsbürger – außer dringend benötigtes medizinisches Personal – auf, die Ebola-Staaten Guinea, Sierra Leone und Liberia zu verlassen. Ein Grund dafür ist selbstverständlich das hohe Infektionsrisiko. Ein weiterer ist, dass die betroffenen Staaten ihre Grenzen möglicherweise bald vollständig schließen und eine Ausreise damit unmöglich machen könnten. Nigeria, wo es auch Ebola-Tote zu beklagen gibt, ist von der Aufforderung (bisher) noch nicht betroffen. Ein erhöhtes Ebola-Risiko besteht nach Meinung der WHO auch für Kenia.

Bislang stehen keine marktreifen Medikamente oder Impfstoffe zur Verfügung. Doch zwei US-Bürger – der Arzt Kent Brantly und die Missionarin Nancy Writebol, die in Liberia waren, um Ebola-Patienten zu helfen und sich dort selbst mit dem Virus infiziert hatten – erhielten Anfang August ein bislang nicht zugelassenes Serum (ZMapp von Mapp Biopharmaceutical Inc. in San Diego, USA) und wurden gesund. Für ein weiteres noch nicht zugelassenes Medikament (TKM-Ebola der Firma Tekmira aus Burnaby, Kanada) hob die oberste Arzneimittelbehörde der USA (FDA) die Anwendungsbeschränkungen am 8. August teilweise auf, sodass es jetzt auch Kranken in Westafrika verabreicht werden kann.

Das Europäische Zentrum für Prävention und Kontrolle für Krankheiten (ECDC) hält es für unwahrscheinlich, dass ein erkrankter Reisender Ebola in die EU einschleppen könnte. Es sei »hochwahrscheinlich, dass er nach der Ankunft in der EU sofort medizinische Versorgung erhalten und isoliert werden würde«, beruhigen die europäischen Seuchenexperten. Mögen sie Recht behalten und mögen die neuen Medikamente sich als zuverlässig erweisen, so wie sie es im Tierversuch getan haben.

Gleichwohl hat der jüngste Ebola-Ausbruch schon jetzt bewiesen, welche fatale Folgen es haben kann, wenn eine Seuche nicht sofort und konsequent mit allen zur Verfügung stehenden Mitteln – allen voran strenger Quarantäne – bekämpft wird. Es bleibt abzuwarten, ob sich Ebola weiter ausbreiten oder ob die Seuche endlich gestoppt werden kann.

Influenza: Kommt die Supergrippe?

Die Vogelgrippe H5N1 ist keinesfalls erledigt, sterben doch immer wieder Menschen an dieser bislang nicht von Mensch zu Mensch übertragbaren Seuche. Doch wie Versuche gezeigt haben, genügen nur wenige Mutationen am Erbgut des Grippevirus, um es auch in Frettchen mit seinem menschenähnlichen Immunsystem hochinfektiös zu machen (siehe S. 93). Es steht zu befürchten, dass sich das Virus durch ähnliche Mutationen auch an den Menschen anpassen wird. Der Klimawandel könnte nach Ansicht von Experten diese Entwicklung noch beschleunigen, indem schwere Winterstürme dafür sorgen, dass die üblichen Winterzüge der wild lebenden Vögel unterbleiben und sie so in noch engeren Kontakt mit Geflügel in Zuchtbetrieben kommen.
Die Tatsache, dass sowohl international als auch national Pläne ausgearbeitet wurden, wie man einer Bedrohung durch ein von Mensch zu Mensch übertragbares Supergrippevirus begegnen will, zeigen, wie ernst man diese Bedrohung nimmt. Es ist unter Experten unstrittig, dass die Wahrscheinlichkeit für eine Grippepandemie großen Ausmaßes ausgesprochen hoch ist. Doch niemand ist in der Lage vorauszusehen, wann sie kommen wird.

EHEC 2011 war erst der Anfang

Bereits in einem früheren Kapitel (siehe ab S. 50) habe ich ausgeführt, was während des EHEC-Ausbruchs im Jahre 2011 geschah. Dass damit das Kapitel EHEC keineswegs als endgültig abgeschlossen angesehen werden kann, zeigt allein die rückblickende Verfolgung der Ursachen: Im Jahre 2009 wurden 15 Tonnen Bockshornklee-Samen in Ägypten geerntet und nach Zwischenlagerung und Reinigung in 25-Kilogramm-Säcke aus Papier abgefüllt. Im Dezember desselben Jahres wurden die Samen in einem geschlossenen Container ab Damietta (Ägypten) verschifft und ebenfalls im Dezember in Rotterdam (Niederlande) gelöscht, wo sie von einem deutschen Importeur für den Weiterverkauf eingelagert wurden. 10,5 Tonnen davon wurden an 60 Kunden verkauft, darunter auch an den niedersächsischen Gartenbaubetrieb, der in Deutschland für Furore sorgte. Diese Bockshornklee-

Samen werden mit 41 Ausbruchsorten in Deutschland in Verbindung gebracht. Weitere 4,58 Tonnen gingen an 12 weitere Abnehmer. Ein Teil davon wurde über einen englischen Zwischenhändler nach Frankreich geliefert, wo es ebenfalls zu einem EHEC-Ausbruch kam.

Es spricht nichts dagegen, dass es jederzeit erneut zur Einfuhr gefährlicher EHEC-Erreger aus dem Ausland kommen kann, nächstes Mal ja vielleicht tatsächlich auf Salatgurken, Tomaten oder anderem Gemüse. Für diesen Fall bleibt zu hoffen, dass die Behörden dann schneller reagieren. Im Dezember 2011 vermeldete der Präsident des Bundesinstituts für Risikobewertung (BfR), Professor Andreas Hensel, wohl wissend um die Gefahr: »Solche Vorfälle wie der EHEC-Ausbruch im Jahr 2011 können jederzeit wieder auftreten. Wir müssen stets gut vorbereitet sein.«

Doch die Gefahr könnte heute nicht mehr nur aus dem Ausland drohen. Mitte Juli 2011 schon warnte Professor Helge Karch, Direktor des Instituts für Hygiene am Universitätsklinikum Münster: »Viele Menschen scheiden derzeit den Erreger aus. Wir können also nicht ausschließen, dass er sich in unserer Umwelt bereits eingenistet hat.« Denn da Kläranlagen die EHEC-Erreger nicht unschädlich machen können, landeten sie während der Epidemie auf diese Weise auch in natürlichen Gewässern. Es ist deshalb nicht verwunderlich, dass EHEC-Bakterien 2011 auch in einem Bach im Frankfurter Raum nachgewiesen werden konnten. Von solchen Gewässern ausgehend, könnte EHEC theoretisch jederzeit erneut den Sprung zum Menschen schaffen. Landwirte nutzen gern nahe liegende Gewässer, um ihre Felder zu bewässern. Keimfrei muss das Wasser dafür von Gesetz wegen gar nicht sein und darf auch Fäkalkeime wie E.-coli (also auch EHEC) enthalten. In einer Pressemeldung des Umweltbundesamts vom 22. Juni 2011 heißt es auf die Frage »Können EHEC mit Bewässerungswasser auf Salat, Gemüse oder Beeren kommen?«: »Bei Verwendung von Trinkwasser als Bewässerungswasser besteht kein Risiko. Oberflächenwasser, das zur Bewässerung verwendet wird, kann durch Abwassereinleitungen und durch direkten Eintrag von Fäkalien von Rindern, Schafen und Ziegen oder Gülle verunreinigt werden und EHEC-Erreger enthalten.«

Dies allein sollte hinreichend Grund sein, zum rohen Verzehr bestimmtes Obst und Gemüse gründlich zu waschen. Machen Sie doch, oder?

Affenpocken

Das Affenpockenvirus ähnelt stark dem menschlichen Pockenvirus, das im Mai 1980 von der WHO für ausgerottet erklärt wurde. Es ist deshalb kein Wunder, dass sich auch Menschen mit dem Virus infizieren können. Das Virus wird meist durch direkten Kontakt mit infizierten Tieren übertragen. Als natürliches Reservoir gelten verschiedene Hörnchenarten (Eichhörnchen) und Nagetiere wie Ratten, die das Virus auf Affen als Zwischenwirt übertragen können. Durch Bisse oder Umgang mit tierischen Sekreten oder Blut – etwa bei der Verarbeitung von Bushmeat – kann das Virus auf den Menschen überwechseln. Noch gilt das Affenpockenvirus als Kategorie-3-Erreger (siehe S. 77–78), der nur gelegentlich vom Tier auf den Menschen überspringt. Doch diese Kategorisierung könnte sich schnell ändern. Schon in den 1980er-Jahren wurde das Virus auch vom Menschen auf den Menschen übertragen. Damals machte dieser Übertragungsweg nur circa 30 Prozent der menschlichen Infektionen aus. Bei einem größeren Ausbruch der Affenpocken in den Jahren 1996/97 in der Demokratischen Republik Kongo betrug der Anteil jedoch schon 73 Prozent der Fälle. Man führt diesen Anstieg vor allem darauf zurück, dass nach dem Sieg über die Menschenpocken nicht mehr gegen diese geimpft wurde. Da diese Impfung auch einen recht guten Schutz gegen die Affenpocken bietet (circa 85 Prozent), aber immer mehr junge Leute nicht mehr geimpft sind, nimmt die Übertragungsrate logischerweise entsprechend zu.

Das Erscheinungsbild der Affenpocken sieht einem Fall der menschlichen Pocken zum Verwechseln ähnlich (siehe S. 98). Nach einer Inkubationszeit von 6 bis 16 Tagen treten Fieber, starke Kopfschmerzen, Schwellung der Lymphknoten, Rücken- und Muskelschmerzen sowie extremes Krankheitsgefühl auf. Nach dieser Anfangsphase, die nur wenige Tage dauert, zeigt sich meist zunächst im Gesicht, auf den Handflächen und Fußsohlen der typische masernähnliche Pockenausschlag, der sich wie bei den Menschenpocken auch nach und nach verändert. Aus den Flecken werden Bläschen auf der Haut, die zusammenfließen und eitrige Pusteln bilden, die schließlich zu Borken werden und abfallen. Während die Menschenpocken in 25 bis 40 Prozent tödlich verlaufen, ist dies bei den Affenpocken »nur« bei 15 Prozent der Erkrankten der Fall, vor allem bei Kindern.

Bis zum Ende des vergangenen Jahrtausends traten die Affenpocken lediglich in den tropischen Regenwäldern Zentral- und Westafrikas (Sierra Leone, Liberia, Kongo, Elfenbeinküste, Kamerun, Nigeria, Gabun) auf, vornehmlich in der Demokratischen Republik Kongo. Im Frühjahr 2003 aber wurden die ersten Fälle von Affenpocken auch im Mittelwesten der USA (Illinois, Indiana und Wisconsin) gemeldet. Als Quelle des Virus wurden damals amerikanische Erdhörnchen – auch Präriehunde genannt – identifiziert, die gemeinsam mit aus Ghana (Westafrika) importierten Nagetieren gehalten wurden. Die Erdhörnchen waren damals von Tierhändlern auf sechs Bundesstaaten der USA verteilt worden und infizierten mindestens 71 Personen mit dem Virus. Man weiß bis heute nicht, ob die Viren damals oder zu einem anderen Zeitpunkt in den USA – oder anderswo – bereits von importierten Virusträgern in die freie Wildbahn verschleppt wurden. Sollte dies der Fall sein, so werden wir künftig sicher noch mehr von den Affenpocken hören.

Das tödliche Dutzend

Im Kapitel über den Klimawandel und die damit für uns aufziehenden Gefahren habe ich bereits auf »das tödliche Dutzend«, hingewiesen (siehe S. 45). Es handelt sich dabei um Krankheiten, von denen Experten annehmen, dass sie im Zuge der Erderwärmung verstärkt auftreten oder andere Erdgebiete erobern werden. Hier noch einige Informationen zu den dort angesprochenen Erkrankungen und was mit ihnen möglicherweise auf uns zukommt:

- Die **Vogelgrippe** habe ich schon mehrfach erwähnt (siehe Seite 35–36, 77, 96). Hier wichtig ist die Prognose, dass wegen des Klimawandels eine Zunahme der Winterstürme zu einem Ausbleiben der Zugbewegungen von wild lebenden Vögeln führen und somit den Kontakt von diesen zu Zuchtgeflügel intensivieren könnte. Dadurch würde sich nicht nur das Risiko von Mutationen des Virus erhöhen, sondern auch die Wahrscheinlichkeit einer vermehrten Übertragung auf den Menschen.
- Die **Babesiose** wird von mehr als 100 verschiedenen Einzellern (Babesien) ausgelöst, die von Zecken normalerweise vor allem zwischen Nagetieren übertragen werden. Die Erkrankung macht sich durch

Fieber, Schüttelfrost, Kopf- und Muskelschmerzen, Zerstörung der roten Blutkörperchen (hämolytische Anämie), Gelbsucht und Nierenversagen bemerkbar. Im Normalfall verläuft eine Babesieninfektion mild, kann aber bei immungeschwächten Menschen einen schweren Verlauf nehmen. Das vermehrte Auftreten von Zecken als Überträger der Einzeller hat nach Ansicht der Experten der Wildlife Conservation Society (WCS) zu einer vermehrten Infektion auch von Menschen in Nordamerika und Europa geführt. Infizierte Tiere sowie Menschen werden dadurch auch anfälliger für andere Infektionen, was bei Löwen in Ostafrika zu einem Massensterben führte.

- Die heutzutage vornehmlich in Krisengebieten wütende **Cholera** wird ausgelöst durch das Bakterium Vibrio cholerae, das durch unsauberes Trinkwasser übertragen wird. Je höher die Wassertemperaturen – ebenfalls Folge der Klimaerwärmung –, desto höher die Wahrscheinlichkeit, dass sich die Bakterien auch in heute weitgehend cholerafreien Klimazonen verbreiten.

- Für das tückische **Ebolavirus** hat sich gezeigt, dass Ausbrüche oft mit ungewöhnlichen Varianten im Verlauf von Trockenzeiten und Regenperioden einhergehen. Da sich im Zuge des Klimawandels häufiger derartige Wetter-Abweichungen ergeben werden, befürchten die WCS-Experten ferner eine Zunahme von Ebolaausbrüchen auch in anderen Regionen.

- Verschiedene Parasiten, sowohl der Haut als auch des Darmes, bilden eine große Gefahr für Wildtiere, aber auch für den Menschen. Durch das Ansteigen der globalen Temperatur, einhergehend mit vermehrten Regenfällen, werden **Parasiteninfektionen** nach Ansicht der WCS-Experten bei Mensch und Tier zunehmen.

- Die **Lyme-Borreliose** wird durch Bakterien ausgelöst, die von Zecken übertragen werden. In der Frühphase ähneln die Symptome einem grippalen Infekt mit Muskel- und Gelenkschmerzen, sodass die Ursache oft nicht erkannt wird. In späteren Stadien der Erkrankung kann es zu schweren Schäden des Nervensystems, aber auch chronischen Erkrankungen der Sinnesorgane, der Gelenke und Muskeln kommen. Schon jetzt zeigt sich aufgrund der Klimaveränderungen eine Zunahme der durch Zecken übertragenen Krankheiten inklusive der Lyme-Borreliose (siehe auch Seite 43).

- Die **Pest**, hervorgerufen durch das Pestbakterium Yersinia pestis, führt in manchen Weltgegenden immer noch zu einer hohen Sterblichkeit unter Wildtieren, Haustieren und Menschen. Da die Pest durch Nagetiere und ihre Flöhe übertragen wird, wird die Klimaerwärmung voraussichtlich zu einer weiteren Verbreitung der natürlichen Wirte – also der Nagetiere – und mithin einer weiteren Verbreitung auch unter Menschen führen. Dass diese Gefahr auch jetzt schon besteht, zeigen Fälle aus Madagaskar und Peru. Zwischen September und Dezember 2013 meldete das Gesundheitsministerium des Inselstaats aus vier der 112 Distrikte 84 Pestkranke, von denen 42 verstarben – 50 Prozent also. So wie auf Madagaskar flammt die Pest auch in Peru immer wieder auf. Der erste Fall im Jahre 2013 war ein 17-jähriger Einwohner der Küstenregion La Libertad. Er verstarb am 10. Dezember. Bis zum 14. Dezember gab es in der Region sechs bestätigte Fälle sowie sechs weitere, in denen die Laborergebnisse noch nicht vorlagen. Bis zum 18. Dezember wurden fünf der Fälle bestätigt, unter ihnen ein Arzt und ein 9-jähriges Kind. Am 4. Januar 2014 wurde ein weiterer Fall gemeldet. Ein 7 Jahre altes Kind war seit der letzten Meldung im Dezember des Vorjahres an der Pest gestorben. Auch aus den USA, China, Russland und Afrika werden immer wieder vereinzelt Fälle von Pest gemeldet.

- Die sogenannte **rote Flut** bezeichnet eine Zunahme giftproduzierender (nicht nur roter) Algen in Gewässern. Ausgelöst wird diese durch eine erhöhte Nährstoffzufuhr durch Überdüngung, aber auch durch steigende Gewässertemperaturen. Da im Zuge der globalen Erwärmung auch die Wassertemperaturen steigen, ist in der Zukunft mit einem vermehrten Auftreten solcher giftigen Algen zu rechnen. Diese können für Menschen dann gefährlich werden, wenn Meerestiere wie Muscheln oder Fische derartige Algen konsumiert haben und dann vom Menschen verzehrt werden. Auch der Kontakt über die Haut sowie das Verschlucken des »veralgten« Wassers können zu Augenreizungen, Haut- und Atemwegsirritationen sowie zu Übelkeit und Magenbeschwerden führen.

- Das **Rift-Valley-Fieber** (auch Rifttalfieber) wird durch das Rift-Valley-Virus ausgelöst, das von verschiedenen Stechmückenarten übertragen wird. Vor allem in Afrika sowie dem Mittleren Osten spielt die Erkrankung eine große Rolle, da sie sowohl die Viehbestände gefährdet als auch den Menschen selbst. Etwa 1 Prozent der infizierten Menschen stirbt an der Erkrankung. Das Vordringen der übertragenden Stechmücken aufgrund des Klimawandels gen Norden kann nach Ansicht der WCS-Experten zu einer Gefährdung weiterer Erdregionen führen.

- Die **Schlafkrankheit** (Trypanosomiasis) wird durch die in Afrika heimische Tsetsefliege übertragen. Sie führt zu mehr als 40 000 Todesfällen jährlich unter Menschen in Ostafrika und könnte sich aufgrund des Klimawandels in andere Regionen ausweiten. Zurzeit leben in den USA mehr als 300 000 mit der Schlafkrankheit Infizierte, vornehmlich Immigranten aus Bolivien, Mexiko, Kolumbien und Zentralamerika.
- Und auch die **Tuberkulose**, die sowohl Wildtiere und Herdenvieh als auch den Menschen befällt, könnte sich ausbreiten, weil durch vermehrte Dürreperioden und die damit verbundene Wasserknappheit in Teilen Afrikas Mensch und Tier zunehmend in Kontakt kommen werden.
- Für das **Gelbfieber** gilt das Gleiche wie für andere von Stechmücken übertragene Krankheiten (etwa das Rift-Valley-Fieber oder das Chikungunyafieber): Durch die Klimaerwärmung können sich die Krankheit übertragenden Stechmücken in bislang zu kalte Regionen ausbreiten, was dort zu einer erhöhten Gefährdung durch die Erreger führen wird.

Die Auffassung der WCS-Experten ist im Übrigen keine Einzelmeinung. Eine Befragung namhafter Experten zu dem Thema wurde im März 2012 in der Fachzeitschrift *Environmental Health Perspectives* veröffentlicht. In den Schlussfolgerungen schreiben die Autoren: »Die exakte Zuordnung von Veränderungen des spezifischen Krankheitsrisikos einzelner Erkrankungen zu klimatischen Veränderungen ist höchstwahrscheinlich nicht möglich. Gleichwohl müssen die für die öffentliche Gesundheit Verantwortlichen sich mit den wahrscheinlichen Risiken auseinandersetzen, auch wenn das bedeutet, dass sie ohne endgültigen Beweis aktiv werden.«

Bioterrorismus: Der schmutzige Krieg

Viele Menschen glauben lieber, dass unser Hang zur Gewalt und zur atomaren Auseinandersetzung auf biologische Faktoren zurückzuführen ist, die sich unserer Kontrolle entziehen, als dass sie die Augen aufmachen und erkennen, dass die von uns selbst verursachten sozialen, politischen und ökonomischen Umstände daran schuld sind.

Erich Fromm (1900–1980),
dt.-amerik. Psychoanalytiker und Sozialpsychologe

Nur eine Woche nach dem 9/11-Schock vom 11. September 2001, den verheerenden Anschlägen auf die Türme des World Trade Centers in New York, traf die USA ein weiterer Terrorschock. Am 18. September wurden mehrere mit Milzbrandsporen (Anthrax) verseuchte Briefe an drei Nachrichtensender und zwei Zeitungen verschickt, vier der Adressen in New York gelegen. Drei Wochen später wurden zwei weitere Milzbrand-Briefe an zwei demokratische Senatoren verschickt, Tom Daschle aus dem Bundesstaat South Dakota und Patrick Leahy aus Vermont. Insgesamt 22 Menschen entwickelten eine Milzbrandinfektion, fünf starben daran. Einer der an die Senatoren verschickten Briefe enthielt ausreichend Erreger, um damit 2 000 000 Menschen zu töten. Vor diesem Hintergrund betrachtet, ging der Anschlag wahrhaft glimpflich aus.

Ob der bei der US-Armee beschäftigte Wissenschaftler Bruce Edward Ivins tatsächlich der Täter war, ist nach wie vor umstritten. Er beging jedenfalls am 29. Juli 2008 mit einer Überdosis Paracetamol Selbstmord, kurz bevor die amerikanischen Strafverfolgungsbehörden Anklage wegen der Anschläge gegen ihn erheben konnten. Gleichwohl wurden die Ermittlungen des FBI im Februar 2010 eingestellt, nachdem Ivins zum alleinigen Täter erklärt worden war.

Nach den US-Anschlägen kam es in der Schweiz zu über 1000 Fehlalarmen wegen angeblicher Milzbrandattacken. Bei etwa 500 dieser »Trittbrettfahrer«-Anschläge konnte verdächtiges Pulver von Polizei und Feuerwehr sichergestellt werden, das anschließend analysiert wurde. Die Untersuchung jedes einzelnen Falls kostete bis zu mehrere 10 000 Euro.

Die Idee, Mikroorganismen wie den Milzbranderreger als Kampfmittel zu verwenden, ist nicht neu. Hier nur einige Beispiele: Im Jahre 400 v. Chr. tauchten skythische Bogenschützen ihre Pfeilspitzen in verwesende Leichen, 1650 ließ der polnische Artillerie-General Siemenowic Hohlkugelgeschosse mit dem Speichel tollwütiger Hunde füllen und setzte diese gegen seine Feinde ein, 1785 warfen Tunesier mit Pestbakterien infizierte Kleidungsstücke in die von Christen gehaltene algerische Hafenstadt La Calle (heute El Kala).

Was die Neuzeit angeht, so hatte man in einigen europäischen Ländern, den USA und Japan bereits nach dem Ersten Weltkrieg begonnen, das militärische Potenzial verschiedener Mikroorganismen zu erforschen. Nach dem Ende des Zweiten Weltkriegs stellte sich heraus, dass Japan in der besetzten Mandschurei unter anderem die Wirkung von Pest-, Typhus-, Rotz- und Choleraerregern an Menschen getestet hatte und dass aus der Luft infizierte Flöhe ausgebracht wurden, um in der chinesischen Bevölkerung die Pest zu verbreiten.

Um die Gefahren biologischer Kriegsführung mathematisch erfassen zu können, ließ die WHO 1970 von einem Expertenteam berechnen, was im Falle eines großflächigen Luftangriffs mit 50 Kilogramm Milzbrandsporen geschehen würde. Ergebnis: In einer Großstadt mit 500 000 Einwohnern würden bis zu 125 000 an Milzbrand erkranken und 95 000 sterben.

Angesichts dieser Dimensionen werden biologische Waffen seither als Massenvernichtungswaffen betrachtet. Am 10. April 1972 schlossen die USA und die damalige Sowjetunion (UdSSR) ein Abkommen über ein Verbot der Entwicklung, Herstellung und Lagerung biologischer Waffen, das am 26. März 1975 in Kraft trat. Das hinderte aber einige der Unterzeichnerstaaten des Abkommens nicht daran, dennoch B-Waffen-Programme aufzulegen, etwa den Irak und die UdSSR.

Über 30 Arten von Krankheitserregern gelten nach Ansicht internationaler Expertengremien und der US-amerikanischen Centers for Disease Control and Prevention (CDC) als potenzielle B-Kampfstoffe. Als besonders gefährlich haben die CDC die Erreger von Milzbrand (Bacillus-anthracis-Sporen), der Pest (Yersinia pestis), der Tularämie (Francisella tularensis), der Pocken

(Variola-major-Viren) sowie verschiedener hämorrhagischer Fieber (Ebola- und Marburgviren, Lassa-, Machupo-, Junin- und Sabiaviren) eingestuft.

Die Möglichkeiten, diese Erreger zu verbreiten, sind enorm. Neben der Verteilung durch Raketen, Bomben und per Flugzeug-Sprühtanks kommen auch Trinkwassersysteme, Getränke, Lebens- und Genussmittel, Postsendungen oder kontaminierte Gebrauchsgegenstände sowie infizierte Haus- und Nutztiere infrage. Bevor wir aber auf mögliche Szenarien eingehen: Wer wären denn potenzielle Täter?

Expertenschätzungen zufolge arbeitet rund ein Dutzend Staaten an verbotenen B-Waffen-Programmen. Denkbar wäre also, dass ein Staat B-Waffen gegen einen anderen Staat einsetzt. Wahrscheinlicher, zumindest in Deutschland, ist ein terroristischer Anschlag einer Gruppe oder eines Einzeltäters – wie im Falle der Anthrax-Briefe im Jahre 2001 in den USA. Da in der ehemaligen UdSSR mehr als 50 000 Personen in der B-Waffen-Forschung tätig waren, gibt es allein dort schon ein großes Reservoir an arbeitslosen Fachwissenschaftlern, das sich Terrorgruppen möglicherweise zunutze machen könnten.

Mögliche Szenarien

Wer einen biologischen Terroranschlag ausführen will, muss drei Dinge bewerkstelligen: Er muss sich die Mikroorganismen oder Giftstoffe beschaffen, er muss sie lagern, vermehren und eventuell gezielt verändern können, und er muss sie so ausbringen beziehungsweise verteilen, dass es seinen Zielen entspricht.

Beginnen wir bei Punkt 1, der Beschaffung.

Personen, die beruflich mit Krankheitserregern zu tun haben, etwa Mitarbeiter in wissenschaftlichen Forschungs- oder Diagnostiklaboratorien, staatlichen Instituten und einigen Krankenhäusern, könnten theoretisch Erreger »mitgehen lassen« und sie selbst nutzen oder weiterreichen. Allerdings lassen sich diverse Erreger heutzutage auch über das Internet bestellen, etwa bei der Deutschen Sammlung von Mikroorganismen und Zellkulturen, der American Type Culture Collection oder der britischen National Collection of Type Cultures. Bei der letztgenannten Einrichtung lässt sich beispielsweise eine Ampulle mit

Pestbakterien (Yersinia pestis) für 300 britische Pfund erwerben, umgerechnet etwa 370 Euro. In den Vertragsbestimmungen beim Onlinekauf muss man allerdings versichern, dass der Kauf im Einklang mit den Gesetzen im Käuferland steht, dass man autorisiert und fähig ist, mit dem Erworbenen zu hantieren, und dass man sich bewusst ist, es mit möglicherweise krankheitserregenden Organismen zu tun zu haben. Das einzige Problem beim Kauf gefährlicher Mikroorganismen sind die europäischen und deutschen Einfuhrbedingungen. Doch Terroristen dürften sich davon eher nicht abschrecken lassen. Im Jahre 2006 bestellte ein Journalist der britischen Tageszeitung *The Guardian* per Post ohne Probleme eine Teilsequenz des Kinderlähmungsvirus (Polio). Darüber hinaus ließen sich manche Keime oder Giftstoffe auch aus der Natur gewinnen. Milzbranderreger zum Beispiel könnten Terroristen aus befallenen Tieren gewinnen. Da Milzbrand bei Rindern und Schafen in Osteuropa immer wieder ausbricht, wäre hier eine mögliche Quelle zu finden. Auch der Pesterreger Yersinia pestis taucht immer wieder auf. Anfang 2011 beispielsweise erkrankten auf Madagaskar rund 50 Personen an der Pest, wobei etwa die Hälfte der Erkrankten an der Seuche starb. (siehe auch S. 101)

Was Punkt 2 angeht – Lagerung, Vermehrung, gezielte Veränderung –, so kann man im Fachhandel, ebenfalls online, für wenige Tausend Euro ein komplettes mikrobiologisches Heimlabor erwerben. Einen Brutschrank (Inkubator) zur Anzucht von Bakterien gibt es über das Internet gebraucht für etwa 250 Euro, eine Zentrifuge kostet etwa 450 Euro und eine PCR-Maschine, mit der sich Erbsubstanz im Reagenzglas vervielfältigen lässt, um sie anschließend genetisch zu verändern, kann man bei eBay schon für etwa 200 Euro erstehen. Das entsprechende Know-how vorausgesetzt, lassen sich so aus harmlosen Erregern tödliche herstellen und aus gefährlichen noch gefährlichere.

Sogenannte Biohacker, die im Heimlabor existierende Zellmechanismen etwa von E.-coli-Bakterien umbauen, machen es vor. Wohlgemerkt, diese meist jungen und kreativen Biologen haben Gutes im Sinn, wollen Mikroorganismen zusammenbasteln, die Biotreibstoffe herstellen oder Tumore attackieren. Doch auf diese Weise ließen sich auch tödliche Bakterien bauen, die die Welt noch nicht gesehen hat.

Das Schwierigste ist Punkt 3, das im Sinne des Terroristen effektivste Ausbringen der Erreger. Gehen wir einmal davon aus, dass der Anschlag möglichst viele Menschen treffen soll, so sind zwei Szenarien realistisch: die Kontamination von Trinkwasser oder Lebensmitteln sowie das Versprühen von pathogenen Keimen in die Atemluft. Erreger über ein kommunales Trinkwasserreservoir zu verbreiten, ist nicht so einfach, wie es zunächst erscheint. Denn durch den Verdünnungseffekt bräuchten Terroristen sehr große Mengen des jeweiligen Keimes. Zudem werden Keime durch die Chlorierung des Trinkwassers zu einem guten Teil unschädlich gemacht. Denkbar ist es allerdings, dass Erreger genetisch so verändert werden, dass ihnen das Chlor nichts ausmacht.

Das wahrscheinlichste Szenario ist die Verbreitung von Keimen über die Luft. Um viele Menschen zu infizieren, wird sich der Terrorist einen Ort suchen, an dem sich die Keime in Innenräumen über eine Klimaanlage oder den ortsgebundenen Luftstrom verbreiten lassen und von dem aus sich die Infizierten in alle möglichen Richtungen verteilen. Als potenzielle Ziele kommen deshalb etwa Flughäfen oder U-Bahn-Tunnel infrage. Die infizierten Personen würden erst Tage oder Wochen später erkranken und ein Zusammenhang mit dem Ort des Anschlags wäre nicht sofort offenkundig.

Handelt es sich beispielsweise um einen Anschlag mit Milzbrandsporen, so würden nur die Infizierten erkranken, da eine Ansteckung von Mensch zu Mensch wenig wahrscheinlich ist. Im Fall von Pesterregern allerdings sähe das ganz anders aus. Die Betroffenen würden im Normalfall nach zwei bis vier Tagen krank werden und viele weitere Personen infizieren. Erfolgte ein Anschlag mit Pestbakterien auf einem Flughafen, so wäre eine Pandemie nicht zu verhindern.

Lassen Sie uns einen Blick werfen auf jene Erreger, die sich für einen solchen Anschlag am besten eignen und was sie bewirken würden.

Steckbrief: Milzbrand (Anthrax)

Milzbrand ist ursprünglich eine Erkrankung pflanzenfressender Tiere, er lässt sich aber auf alle warmblütigen Tiere übertragen, auch auf den Menschen. Man schätzt, dass 8000 bis 10 000 Sporen eingeatmet werden müssten, um die gefährlichste Form der Erkrankung, den Lungenmilzbrand, auszulösen. Hier sei noch einmal daran erinnert, dass einer der Anthrax-Briefe, die 2001 in den USA verschickt wurden, genügend Sporen enthielt, um 2.000.000 Menschen zu töten. Der Lungenmilzbrand beginnt wie ein grippaler Infekt mit Fieber, Kopf- und Gliederschmerzen und Husten. Nach diesem Anfangsstadium entwickelt sich ein schweres Krankheitsbild mit hohem Fieber und Atemnot, das bis zu einer Sepsis (Blutvergiftung) und einem Multiorgan-Versagen reichen kann und letztlich innerhalb von 24 Stunden zum Tod führt. Unbehandelt sterben 80 bis 100 Prozent der Erkrankten. Und selbst behandelt liegt die Sterberate noch bei über 50 Prozent. Wenn die Krankheit als Lungenmilzbrand erkannt wird – was nur mithilfe von Speziallaboren möglich ist –, müssen so rasch wie möglich hoch dosierte Antibiotika (Penicillin, Ciprofloxacin oder Doxycyclin) verabreicht werden. Es wäre aber möglich, die Bakterien gentechnisch so zu verändern, dass sie gegen Antibiotika resistent sind. In dem Falle würde auch eine Antibiotika-Kur nichts ausrichten können. Ein Impfstoff zur Prophylaxe ist in Deutschland nicht zugelassen. Bei bekannter oder drohender Exposition wird eine antibiotische Prophylaxe mit Ciprofloxacin oder Doxycyclin für mindestens 60 Tage empfohlen.

Anthrax gilt als der wahrscheinlichste biologische Kampfstoff. Schon deshalb, weil er relativ einfach anzuzüchten ist und in Sporenform auch Sonnenlicht, Hitze und Desinfektionsmittel übersteht. Glücklicherweise wird Milzbrand nur selten von Mensch zu Mensch übertragen, was einen Anschlag auf eine (relativ) überschaubare Anzahl von Menschen begrenzt.

Steckbrief: Pest (Yersinia pestis)

Würden die Pestbakterien über die Atemluft übertragen, so wäre die gefährlichste Form der Pest – die Lungenpest – die vorherrschende Krankheitsform. Man geht davon aus, dass 100 bis 500 eingeatmete Bakterien ausreichen, um einen Menschen über die Luft zu infizieren. Die Krankheit beginnt nach einer Inkubationszeit von einem bis sechs Tagen mit hohem Fieber, Kopf- und Gliederschmerzen und starkem Krankheitsgefühl, gefolgt von blutig-eitrigem Husten. Der Tod tritt aufgrund eines akuten Atemversagens sowie eines Kreislaufkollapses ein. Unbehandelt sterben 100 Prozent der

Erkrankten. Bei einer Behandlung mit Antibiotika (Streptomycin, Gentamicin, Tetracyclin, Ciprofloxacin, Doxycyclin) liegt die Sterberate immer noch über 50 Prozent. Einen Impfstoff zur Prophylaxe gibt es in Deutschland nicht. Bei Ansteckungsgefahr wird eine prophylaktische Behandlung mit Doxycyclin für mindestens sieben Tage empfohlen. Da die Lungenpest hochansteckend ist, müssen Infizierte unter strengen Sicherheitsvorkehrungen isoliert werden. Auch wenn die Anzucht des Pesterregers erhebliches fachliches Können erfordert, gilt er laut WHO als mögliche Biowaffe. In Anbetracht der extrem hohen Ansteckungs- und Sterberate wäre Yersinia pestis in den Händen von Terroristen die ideale Waffe zur Verbreitung größtmöglichen Schreckens.

Steckbrief: Tularämie

Der Erreger der Tularämie ist das Bakterium Francisella tularensis. Die Bakterien sind zwar gegen Hitze und Desinfektionsmittel empfindlich, überleben aber wochenlang in Wasser, auf feuchten Böden und Tierhäuten und jahrelang in gefrorenem Fleisch. Die Tularämie ist ursprünglich eine Krankheit vieler verschiedener Säugetierarten, insbesondere von Hasen und Nagetieren. Auf natürlichem Wege erfolgt eine Infektion durch Kontakt mit infiziertem Tiermaterial über die Haut, die Schleimhäute, den Verdauungstrakt (durch Verzehr von nicht durchgegartem, kontaminiertem Fleisch) und die Lunge (durch Inhalation infektiösen Staubs). Die schwerste Form der Erkrankung wird durch das Einatmen von infektiösen Teilchen ausgelöst. Die Bakterien werden nicht von Mensch zu Mensch übertragen. Man geht davon aus, dass das Einatmen von 10 bis 50 Bakterien für eine Infektion ausreicht. Die Inkubationszeit liegt normalerweise zwischen drei und fünf Tagen, kann aber auch lediglich einen Tag oder bis zu 21 Tage dauern. Die Erkrankung beginnt stets mit Fieber und einem allgemeinen schweren Krankheitsgefühl. Werden die Erreger eingeatmet, kommt es zu einer atypischen Lungenentzündung mit Schmerzen in der Brust und trockenem Husten. Gelangen die Erreger in den Magen-Darm-Trakt, treten meist Durchfälle und starke Bauchschmerzen auf. Unbehandelt verläuft die Tularämie in 30 bis 60 Prozent der Fälle tödlich, behandelt sterben weniger als 1 Prozent. Zur Behandlung werden Antibiotika

(Streptomycin, Gentamycin oder Ciprofloxacin) für mindestens 14 Tage eingesetzt. In Deutschland ist derzeit noch kein Impfstoff gegen Tularämie zugelassen. Bei Verdacht auf eine Ansteckung wird die Einnahme von Antibiotika über 14 Tage empfohlen.

Da die Erreger aus natürlichen Reservoiren auf einfachem Wege gewonnen werden können, über die Luft versprüht eine hohe Ansteckungsrate aufweisen und zu einer schweren Erkrankung führen, gelten sie als wahrscheinliche Waffe möglicher terroristischer Anschläge.

Steckbrief: Rotz

Der Rotz (der Name leitet sich vom üblicherweise bei der Erkrankung auftretenden Nasensekret ab) ist primär eine Pferde-Krankheit (auch von Eseln und Maultieren), die durch das Bakterium Burkholderia mallei verursacht wird. Eine natürliche Übertragung vom Tier auf den Menschen ist selten, wobei die Inkubationszeit üblicherweise vier bis acht Tage beträgt, aber auch weniger als einen und bis zu 21 Tage dauern kann. Die Erkrankung ist gekennzeichnet durch eitrige Prozesse in den oberen Atemwegen, der Lunge sowie der Haut. Unbehandelt sterben mehr als 90 Prozent der Erkrankten. Mit einer Antibiotikabehandlung (unter anderem mit Tetracyclinen, Ciprofloxacin, Streptomycin) sinkt die Sterberate auf unter 50 Prozent. Eine Impfung ist derzeit nicht verfügbar. Die Wahrscheinlichkeit einer Übertragung von Mensch zu Mensch ist gering.

Da nur wenige Erreger eine Infektion auslösen, diese auf einfache Weise über die Luft versprüht werden können und die Erkrankung aufgrund fehlender Erfahrungen in der Ärzteschaft schwierig zu diagnostizieren ist, gilt eine Verwendung als B-Waffe im terroristischen Kontext als möglich.

Steckbrief: Melioidose

Die Melioidose, auch als Pseudo-Rotz oder Whitmore's Disease bezeichnet, ist eine Infektionskrankheit, die durch den Erreger Burkholderia pseudomallei hervorgerufen wird. Die Infektion erfolgt natürlicherweise durch erregerhaltigen Boden oder Wasser. (Der Erreger ist im Boden und Oberflächenwasser in bestimmten Gebieten Südostasiens und Nordaustraliens weitverbreitet.) Die Inkubationszeit beträgt üblicherweise zwei bis acht Tage, kann aber auch weniger als einen Tag und in Ausnahmefällen bis zu Jahren dauern. Nach dem Einatmen der Erreger kommt es vor allem zur Bildung von Lungenabszessen und Lungenentzündungen, wobei das Krankheitsbild dem der Tuberkulose ähnelt. In vielen Fällen kommt es zu einem septischen Schock. Unbehandelt sterben mehr als 90 Prozent der Erkrankten, mit Behandlung weniger als 20 Prozent, wobei die Therapie oft schwierig ist, da die Erreger oftmals gegen mehrere Antibiotika resistent sind. Impfstoffe sind nicht verfügbar. Im Falle einer vermuteten Ansteckung wird eine prophylaktische Behandlung mit Antibiotika (Doxycyclin, Rifampicin) für 60 bis 150 Tage empfohlen.

Die Erreger der Melioidose gelten als mögliche B-Waffe, weil die Erkrankung schwierig zu diagnostizieren ist und die Erreger einfach auszubringen sind.

Steckbrief: Hämorrhagisches Fieber (Ebola/ Marburg)

Marburg- und Ebolaviren gehören zur Familie der Filoviren und zählen zu den gefährlichsten und aggressivsten aller zurzeit bekannten Viren. Filoviren sind hochinfektiös. Man geht davon aus, dass bereits ein bis zehn Viren für eine Infektion ausreichen. Nach einer Inkubationszeit von 2 bis 21 Tagen (Ebola) beziehungsweise 2 bis 14 Tagen (Marburg) kommt es zu grippeähnlichen Symptomen mit hohem Fieber, Schüttelfrost, Kopf- und Muskelschmerzen, begleitet von ausgeprägtem Krankheits- und Schwächegefühl. Anschließend folgen Erbrechen, Durchfall, Magenkrämpfe und starke Brustschmerzen. Im weiteren Verlauf treten starke Gerinnungsstörungen auf, die schließlich zu einem Multiorganversagen führen. Die Sterblichkeit bei Ebola beträgt 50 bis 90 Prozent, bei Marburg 25 bis 80 Prozent. Es gibt keine kausale Therapie, sodass lediglich eine intensivmedizinische Betreuung möglich ist. Derzeit existiert auch kein Impfstoff gegen Ebola- und Marburgviren. Die Viren können nur durch direkten Kontakt mit infektiösem Blut, Körperausscheidungen, Organen oder Sperma von Mensch zu Mensch übertragen werden. Ebola- und Marburgviren wären in der Hand von Terroristen eine extrem gefährliche B-Waffe, da die Erreger hochinfektiös sind, die Krankheitssymptome rasch eintreten, es keine wirksame Behandlung gibt und die Zahl der zu erwartenden Todesopfer bei effektivem Ausbringen, etwa auf einem Flughafen, sehr hoch sein könnte.

Steckbrief: Pocken

Der Pockenerreger (Variola major) ist hochresistent gegen Austrocknung und kann in getrockneter oder gefrorener Form lange Zeit infektiös bleiben. Das Pockenvirus wird über die Luft in Form von Speicheltröpfchen, durch direkten Kontakt mit infektiösen Körperflüssigkeiten von Mensch zu Mensch oder indirekt über kontaminierte Kleidung, Bettwäsche oder Staub übertragen. Pockenviren sind hochansteckend. Man geht davon aus, dass 10 bis 100 Viren ausreichen, um eine Infektion hervorzurufen. Die Inkubationszeit beträgt üblicherweise 7 bis 17 Tage, kann aber auch weniger als 3 und bis zu 22 Tage dauern. Die Krankheit beginnt mit hohem Fieber, Schüttelfrost, Erbrechen, Kopf- und Rückenschmerzen, oft auch Bauchschmerzen und Bewusstseinsstörungen. Nach einem bis fünf Tagen sinkt das Fieber und steigt nach etwa einem Tag wieder an. Zu dieser Zeit erscheinen an Haut und Schleimhäuten zunächst rote Flecken, die sich allmählich zu Bläschen und schließlich zu eitergefüllten Pusteln an Kopf und Extremitäten entwickeln. Der Inhalt dieser Pockenbläschen und -pusteln ist hochansteckend. In 25 bis 50 Prozent der Fälle führt eine Pockeninfektion zum Tode. Eine kausale Therapie ist nicht möglich. Jeder Pockenfall wäre ein internationaler Notfall, da die Pocken bereits 1980 für ausgerottet erklärt wurden und in der Folge die Impfprogramme gegen die Pocken eingestellt wurden. Es besteht deshalb in der Bevölkerung fast kein Impfschutz mehr gegen die Pockenviren. Im Falle eines Pockenausbruchs müssten sofort strengste Quarantänemaßnahmen eingeleitet werden, um eine Ausbreitung der hochinfektiösen Krankheit zu verhindern.

Offiziell lagern Pockenviren nur noch in zwei Hochsicherheitslaboren in den USA und Russland. Es gibt jedoch Bedenken, dass nicht gemeldete Lagerstätten in der ehemaligen Sowjetunion existieren könnten oder dass Pockenviren in andere Staaten wie Irak, Iran, Nordkorea oder andere Länder gebracht wurden. Wegen der hohen Stabilität gegenüber Umwelteinflüssen, der hohen Infektiosität in versprühter Form, der geringen infektiösen Dosis, der hohen Ansteckungsgefahr sowie der Schwere der Krankheit und der zu erwartenden extrem hohen Sterberate gelten die Pocken als ausgesprochen gefährliche B-Waffe.

Steckbrief: Influenza

Der Erreger der Schweinegrippe (H1N1) ist hochinfektiös, aber nur selten tödlich. Der Erreger der Vogelgrippe (H5N1) ist nicht von Mensch zu Mensch übertragbar, führt dafür aber in etwa der Hälfte aller Ansteckungsfälle zum Tode. Die Möglichkeit, auf gentechnischem Wege aus beiden Viren-Varianten ein tödliches Supergrippevirus zu erschaffen oder das Vogelgrippevirus so zu verändern, dass es auch für Menschen hochansteckend wäre und so eine perfekte B-Waffe abgäbe, bringt Seuchenschützer zum Schwitzen. Dass dies keinesfalls unmöglich ist, haben zwei Forscherteams bewiesen: Forscher um Yoshihiro Kawaoka von der University of Wisconsin (USA) machten Ende 2011 von sich reden, nachdem sie den Vogelgrippe-Erreger gezielt verändert hatten. Sie nahmen das Oberflächenprotein Hämagglutinin H5 des Virus und schleusten es in das für Menschen hochansteckende Schweinegrippevirus H1N1. In Frettchen, deren Immunsystem dem des Menschen sehr ähnlich ist, übertrug sich der neue Keim leicht, tötete die Tiere jedoch nicht. Auf der Influenza-Konferenz in Malta im September 2011 stellte eine andere Wissenschaftlergruppe um Ron Fouchier vom Erasmus Medical Center in Rotterdam (Niederlande) in Auszügen ihre Arbeit vor: Mit wenigen gezielten Manipulationen am Erbgut des Vogelgrippe-Virus H5N1 hatten sie es hochinfektiös gemacht. Nachdem sie den Erreger mehrfach von Frettchen zu Frettchen übertragen hatten, war er so infektiös geworden, dass sich die Tiere auch ohne Mitwirkung der Forscher über winzige Speichel- und Schleimtröpfchen untereinander ansteckten – und viele von ihnen daran starben. Als die Forschergruppen ihre Arbeiten in den Wissenschaftsmagazinen *Nature* und *Science* veröffentlichen wollten, intervenierte eine mächtige Institution aus den USA, das für Biosicherheit in den USA zuständige National Science Advisory Board for Biosecurity (NSABB) und legte die Veröffentlichungen auf Eis.

Anfang April 2012 gab das NSABB dann doch seine Zustimmung zur Veröffentlichung. Die Autoren der Studien mussten ihre Fachbeiträge jedoch umschreiben, sodass diese nun keine Informationen mehr enthalten, die einen unmittelbaren Missbrauch zur Gefährdung der öffentlichen Gesundheit ermöglichen, wie der Vorsitzende des NSABB, Paul Keim, verlauten ließ.

Sicher ist, dass ein Supergrippevirus in den Händen von Terroristen zur gefürchteten Katastrophe führen könnte. Ob die Informationen in den *Science*- und *Nature*-Veröffentlichungen so etwas erst möglich machen oder – wie manche Forscher meinen – dies bei entsprechender Fachbildung auch vorher schon machbar gewesen wäre, sei dahingestellt. Dass Terroristen und ihre wissenschaftlichen Helfer in der medizinischen Fachliteratur ausreichend fündig werden, steht außer Frage. Das gilt nicht erst seit den umstrittenen Veröffentlichungen Kawaokas und Fouchiers.

Bauanleitungen für gefährliche Erreger

Die synthetische Biologie ist ein relativ neues Fachgebiet – der Begriff wurde im Jahre 2000 erstmals in der heutigen Bedeutung benutzt –, bei dem »Biologen, Chemiker und Ingenieure zusammenarbeiten, um biologische Systeme zu erzeugen, die in der Natur nicht vorkommen. Der Biologe wird so zum Designer von einzelnen Molekülen, Zellen und Organismen, mit dem Ziel, biologische Systeme mit neuen Eigenschaften zu erzeugen«, wie es in Wikipedia heißt. Im Klartext bedeutet das: Man nehme die Baupläne bekannter Komponenten, ergänze sie um Eigenkonstruktionen oder synthetisiere einen Organismus von Grund auf neu, und fertig ist das unbekannte Wesen. Mit den gleichen Mitteln lassen sich selbstverständlich auch vollständig bekannte Organismen »nachbauen«. So gaben US-amerikanische Wissenschaftler bereits 2002 in dem Fachblatt *Science* bekannt, dass es ihnen gelungen war, »im Reagenzglas« ein funktionierendes Poliovirus (Kinderlähmung) allein aufgrund seines Bauplans zu fertigen. Im Jahre 2005 gelang es, einen Teil des Influenzavirus nachzubauen und im Jahre 2010 vermeldeten Forscher um den bekannten US-amerikanischen Biochemiker Craig Venter die Synthese eines kompletten künstlichen Bakteriums, das nicht nur lebensfähig war, sondern sich auch vermehren konnte.

Die Techniken, um komplette Genome nachzubauen und möglicherweise zielgerichtet zu verändern, sind da und funktionieren. Und wie sieht es mit den Bauplänen für mörderische Erreger aus? Aus Sicht eines Terroristen findet man da schon einiges. Im Jahre 2005 wurde in den Zeitschriften *Science* und *Nature* das komplette Genom des Influenza-Virus publiziert, Basenpaar für Basenpaar. Und zwar nicht das irgendeines Influenza-Virus, sondern jenes Killers, der 1918/19 Zigmillionen Menschen weltweit tötete (siehe auch S. 28).

Schon im Jahre 2001 hatten die australischen Wissenschaftler Ron Jackson von der Commonwealth Scientific and Industrial Research Organisation und Ian Ramshaw von der Universität in Canberra einem Virenstamm für Mäusepocken das Gen zur Produktion des Proteins Interleukin-4 eingepflanzt. Die damit infizierten Mäuse sollten Antikörper gegen die eigenen Eizellen bilden und die Tiere damit unfruchtbar machen, so die Idee der Forscher. Doch es kam anders. Alle Versuchstiere starben innerhalb kürzester Zeit, selbst jene, die gegen das Virus geimpft waren. Die Analyse zeigte, dass die Gen-Veränderung bei den Mäusen die normale Immunantwort vollständig ausgeschaltet hatte. Der Leiter der Forschungsgruppe, Ron Jackson: »Wir können mit Sicherheit davon ausgehen, dass, würde irgendein Idiot Interleukin-4 in menschliche Pockenviren einschleusen, damit die Sterblichkeit durch das Virus enorm zunehmen würde.«

Auch wer den Pesterreger Yersinia pestis nachbauen möchte, findet eine Bauanleitung komplett im Internet, erschienen 2001 in der Fachzeitschrift *Nature*. Im Jahre 2002 wurde in *Virology* das vollständige Genom des West-Nil-Virus veröffentlicht, 2003 folgte die Bauanleitung für das Virus der Lungenseuche SARS, 2005 wurde in der Zeitschrift *Virus Research* das vollständige Genom des Ebola-Virus veröffentlicht, 2009 im *Journal of Bacteriology* das Genom des

Milzbranderregers, der bei den Anthrax-Attacken im Jahre 2001 verwendet wurde, und 2011 in *PLOS One* das Genom des EHEC-Erregers, der Anfang des Jahres 2011 in Deutschland 53 Menschen tötete.

Im Zuge des Gerangels um die eingangs erwähnte Veröffentlichung der Super-Influenza-Viren äußerte sich Michael Osterholm, prominentes Mitglied des National Science Advisory Board for Biosecurity (NSABB): »Ich glaube nicht, dass es eine Frage ist, ob Terroristen ansteckende Erreger verwenden werden, um ahnungslose Bürger zu töten. Es ist nur eine Frage, wann und wo sie es tun.«

Interview mit Gunnar Jeremias

Gunnar Jeremias ist Leiter der Forschungsstelle Biologische Waffen und Rüstungskontrolle am Carl Friedrich von Weizsäcker Zentrum für Naturwissenschaft und Friedensforschung an der Universität Hamburg. Die Forschungsstelle ist Mitglied im BioWeapon Prevention Project (www.bwpp.org).

Die zunächst vom National Science Advisory Board for Biosecurity (NSABB) gestoppten und nunmehr doch genehmigten Veröffentlichungen von Fouchier und Kawaoka in Science *und* Nature *haben die Diskussion um Biowaffen erneut in die Öffentlichkeit gebracht. In Anbetracht der Tatsache, dass die vollständigen Genome beispielsweise des Pesterregers Yersinia pestis, des West-Nil-Virus, des SARS-Erregers, des Ebolavirus, des Milzbranderregers und der Anleitung, wie man mit Interleukin-4 Pockenviren zu erhöhter Letalität verhelfen kann, für jeden zugänglich im Internet stehen: Halten Sie es für notwendig, bei der Veröffentlichung derartiger Forschungsergebnisse eine solche Zurückhaltung an den Tag zu legen?*
Nein. Es kann zwar in Ausnahmefällen sinnvoll sein, die Veröffentlichung brisanter Informationen zu reglementieren. Im Regelfall aber sollte Wissen meines Erachtens prinzipiell veröffentlicht werden. Selbst wenn man die Publikation derartiger Forschungsergebnisse unterbindet, heißt das ja nicht, dass das Wissen damit aus der Welt wäre. Schon im Vorfeld von

Veröffentlichungen tauschen sich Wissenschaftler über ihre Ergebnisse aus, sei es per E-Mail oder auf Kongressen. Ich denke, es wäre besser, bereits im Vorfeld bestimmte Forschungen zu unterbinden, also bevor sie überhaupt gemacht werden. Das klingt jetzt vielleicht forschungsfeindlich. Aber man sollte sich vor Augen führen, dass so in vielen Bereichen vorgegangen wird, etwa im Bereich Tierversuche oder bei embryonalen Stammzellen. Es gibt schon gute Gründe, manche Forschungen zu verhindern, und im Falle Biosecurity, wo solches Wissen ganz klar auch missbraucht werden könnte, kann das schon in dem einen oder anderen Fall Sinn machen. Es gibt aber auch Fälle, in denen sicherheitsrelevante Ergebnisse aus Versehen in die Welt kommen. Sie haben in Ihrer Frage bereits den Fall der australischen Forschung mit Interleukin-4 und Mäuse-Pockenviren angesprochen. Die Forscher wollten im Auftrag der Industrie ursprünglich ein Mäusevernichtungsmittel kreieren, um Mäuse statt mit chemischen Giften mittels eines auf dem gentechnisch veränderten Mäusepockenvirus basierenden Impfstoff zur Empfängnisverhütung zu bekämpfen. Dabei haben sie aus Versehen ein zu 100 Prozent tödliches Virus geschaffen. Es war sehr schnell klar, dass man die so gewonnenen Erkenntnisse ebenso gut auf das menschliche Pockenvirus anwenden könnte. Man hat sich dann überlegt, ob man das veröffentlichen sollte, hat sich aber auch in diesem Fall dafür entschieden. Ich gehe nicht davon aus, dass man Wissen dadurch verhindert, dass man die Veröffentlichung in bestimmten Zeitschriften unterbindet. Ist Wissen erst einmal da, wird es seinen Weg finden.

Sogenannte Biohacker verfolgen mit ihren Arbeiten meist hehre Ziele, die der Menschheit dienen sollen. Wäre es denkbar, dass sich mit diesen wenige Tausend Euro teuren Heimlaboren bioterroristische Angriffe vorbereiten lassen?

Theoretisch ja, aber ganz so weit sind wir noch nicht. Es gibt ja die sogenannten Biosynthesizer, mit denen man Nukleotidketten nachbauen kann. Ein kleines Virus (Polio) hat man damit auch schon synthetisiert. Aber ich gehe davon aus, dass es noch ein paar Jahre dauern wird, bis man auch ganz komplizierte Strukturen am

Stück nachbauen kann. Allerdings: Das wird vermutlich irgendwann kommen. Immerhin ist es jetzt schwieriger geworden, sich synthetisierte Gensequenzen per Internet zusammenzukaufen, um sie dann Stück für Stück nur noch zusammenzubauen. Das ist eine Idee, über die viel nachgedacht wurde und wird. Es hat sich auf Initiative einiger Firmen die International Association Synthetic Biology (IASB) gegründet, ein Zusammenschluss verschiedener Biotech-Firmen, bei denen man im Internet einzelne Gensequenzen bestellen kann. Die IASB hat im Jahr 2009 eine Selbstverpflichtung verabschiedet, nach der die beteiligten Firmen sich untereinander austauschen über die bei ihnen verfügbaren Gensequenzen und das, was man daraus möglicherweise zusammenbauen könnte. Dadurch soll verhindert werden, dass sich Bioterroristen oder andere Akteure bei verschiedenen Firmen einzelne Bestandteile zusammenkaufen und aus diesen dann zu missbräuchlichen Zwecken Viren synthetisieren. Ich bin sehr froh, dass es jetzt auf diesem Gebiet bereits eine freiwillige Selbstkontrolle gibt. Mir persönlich lieber wäre es allerdings, wenn es dahinter noch einen offiziellen Kontrollprozess gäbe.

Die Methoden der synthetischen Biologie sind aber nur eine Möglichkeit, B-Waffen zu produzieren. Es besteht auch die Möglichkeit, Erreger über das Internet zu erstehen – der Guardian *und der* New Scientist *haben es vorgemacht – und diese möglicherweise genetisch »hochzurüsten«. Sind solche Szenarien denkbar oder halten Sie die Hürden für potenzielle Bioterroristen für zu hoch?*
Fertige Erreger kann man tatsächlich über das Internet kaufen. Allerdings unterliegt der Handel mit solchen Erregern natürlich Exportkontrollen. Wenn Sie aus dem Ausland Erreger kaufen wollen, so läuft die Maschinerie dieser Exportkontrollen an.

Es gibt auch Rüstungsexportkontrollen ...
... die auch nicht immer funktionieren, sicher. Es gibt da zwar schon einen Unterschied: Der Handel mit biologischen Agenzien ist typischerweise Dual-use-Handel – also Handel mit Gütern, die für zivile

und nicht-friedliche Zwecke genutzt werden können. Daher ist Rüstungsexportkontrolle, wo es um tatsächliche Waffen geht, hier nicht das Gleiche, weil Waffen nun einmal nur eine Nutzung zulassen. Dennoch gilt: Im Grunde lässt sich jede Regelung mit entsprechendem Aufwand unterlaufen. Man kann nur hoffen, dass die entsprechenden Mechanismen von staatlicher Seite greifen und dass sich die Biotech-Firmen ihrer Verantwortung bewusst sind. Daran haben die Firmen aber durchaus ein Eigeninteresse. Nehmen Sie nur das Beispiel der Chemieindustrie, die bis in die 1980er-Jahre hinein im Ausland auch am Aufbau von Fabriken zur Produktion von Chemiewaffen mitgewirkt hat. Als das dann einer breiten Öffentlichkeit mit Schlagzeilen wie »German Auschwitz in the Sand« (William Safire in der *NY Times* 1989) bekannt gemacht wurde, haben die Firmen das ganz schnell unterbunden. So etwas wirkt ausgesprochen geschäftsschädigend. Eine Garantie für korrektes Verhalten ist das aber selbstverständlich nicht.

Eine weitere Möglichkeit für Terroristen, an »Gruselkeime« heranzukommen, besteht doch auch für Mitarbeiter von Sicherheits- oder Hochsicherheitslaboren, die mit gefährlichen Erregern arbeiten. Sehen Sie hier Risiken?

Es ist in der Tat so, dass Mitarbeiter von Laboren theoretisch Erreger entwenden könnten. Denken Sie nur an den Täter, der 2001 in den USA die Milzbrand-Briefe verschickt hat. Der hatte im Rahmen seiner Tätigkeit im US-Bioabwehrforschungsprogramm mit Anthrax zu tun und konnte sich die Sporen auf diese Weise besorgen. Aber natürlich gelten in den Laboren strenge Sicherheitsvorschriften, die allerdings, ausreichend kriminelle Energie vorausgesetzt, sicher auch unterlaufen werden könnten. Man kann nur hoffen, dass so etwas nicht geschieht. Mit einer gewissen Skepsis sehe ich die Biowaffen-Abwehrforschung. Dabei werden in einigen Staaten auch hochpathogene Erreger her-gestellt. Die Begründung, warum man so etwas machen muss, lautet, dass man schließlich erforschen muss, wogegen man sich schützen will. Ich finde so etwas aber schon etwas grenzwertig.

Für wie wahrscheinlich halten Sie es, dass es in Europa oder den USA im Verlauf der nächsten zehn, zwanzig Jahre einen bioterroristischen Anschlag geben wird?

Ich halte es nicht für ausgeschlossen, dass es in absehbarer Zeit zu einem bioterroristischen Anschlag kommen wird. Es ist aber längst nicht sicher, dass die Folgen so dramatisch sein werden, wie sie von einigen an die Wand gemalt werden. Es ist schlimm genug, wenn dabei einige Dutzend oder Hundert Menschen zu Schaden kommen oder sterben ...

... was sich ja wesentlich einfacher und billiger mit konventionellen oder chemischen Waffen erreichen ließe.

Stimmt genau. Deshalb spricht man bei Biowaffen in diesem Zusammenhang auch oft nicht von »weapons of mass destruction«, also Massenvernichtungswaffen, sondern von »weapons of mass disruption«, Waffen, die Angst und allgemeine Panik unter der Bevölkerung auslösen sollen und so zu einem Zusammenbruch der Ordnung führen könnten. Was das angeht, kann man nur hoffen, dass die staatlichen Vorkehrungen, in einem solchen Fall für Ruhe in der Bevölkerung zu sorgen, ausreichend Wirkung zeigen. Das ist dann vor allem eine Frage der Krisenkommunikation, inwieweit es gelingt, die Bevölkerung über die Bedrohungen sachlich zu informieren. Es ist aber so, dass sich absichtlich verursachte Krankheitsausbrüche nicht von natürlichen unterscheiden, die nach wie vor sehr viel wahrscheinlicher sind. Von daher ist vor allem ein funktionierendes öffentliches Gesundheitswesen essenziell. Die Realität wird jedenfalls kaum so aussehen wie in diversen Seuchenthrillern im Kino.

Als größte Hürde bei einem bioterroristischen Anschlag wird gemeinhin die Ausbringung der Erreger oder Toxine angesehen. Lassen sich die für Terroristen attraktivsten Ziele wie Flughäfen oder U-Bahnen überhaupt wirkungsvoll absichern?

Nein, gegen die Ausbringung von Biowaffen absichern ließen sich die selbstverständlich überhaupt nicht. Diese Ziele sind genauso offen für Erreger, wie es Orte unter freiem Himmel sind.

Die Bioschutztruppe der Deutschen Bundeswehr gilt als die weltweit beste auf diesem Gebiet. Halten Sie das Meldesystem der Bundesrepublik und die bestehenden Notfallpläne für ausreichend, um im Ernstfall schnell und entschieden genug reagieren zu können?
Die Bioschutztruppe der Deutschen Bundeswehr gilt tatsächlich als hoch qualifiziert. Die Truppe wird auch in mandatierten Auslandseinsätzen angefordert, erstmals in den Jahren 1999 und 2000 anlässlich eines Ausbruchs von Tularämie im Kosovo. In Deutschland allerdings dürfte die Einheit von Gesetz wegen gar nicht zum Einsatz kommen. Das ist erst einmal Sache der zivilen Behörden, die dann nach ihren Zivilschutzplänen agieren würden. Es wäre natürlich denkbar, dass die Einheit – ebenso wie andere Teile der Bundeswehr – im Katastrophenfall auch im Inland tätig werden könnte, sicher aber nur unter der Leitung ziviler Stellen im Rahmen der Amtshilfe. Zum zweiten Teil Ihrer Frage, ob die Notfallpläne ausreichend sind, kann ich nicht viel sagen. Ich weiß, dass solche Pläne auf vielen Ebenen existieren und dass es hier auch Übungen gibt, angefangen von der Ebene der Bundes- und internationaler Behörden bis hin zu den letztlich ausführenden Feuerwehren und Hilfsorganisationen. Ob das dann im Fall eines wirklich schweren Ausbruchs aber alles so funktioniert, wie man sich das vorstellt, ist eine ganz andere Frage. Schließlich gehört es zur Definition des Begriffs »Katastrophe«, dass die Lage mit den zur Verfügung stehenden Mitteln nicht angemessen bewältigt werden kann und externe Kräfte zur Unterstützung benötigt werden. Ob die Pläne im Ernstfall wirklich funktionieren, das wird Ihnen niemand mit Sicherheit sagen können, solange dieser Ernstfall nicht eingetreten ist.

Was würden Sie tun, um Ihre Familie in Sicherheit zu bringen, falls ein Erreger freigesetzt würde, der hochinfektiös auch von Mensch zu Mensch wäre mit einem R0 von 5 bis 10 und gegen den es noch keine Behandlungsmöglichkeit gäbe?
Ich denke, dass man vor so etwas nicht weglaufen kann. Vor der Grippepandemie 1918/19, die sich um die ganze Erde ausbreitete, konnte man auch nicht weglaufen. Ich würde das Naheliegende tun und

zum Beispiel auf die richtige Handhygiene achten, das Kind nicht in die Kita schicken und Menschenansammlungen meiden, so etwas halt. Viel mehr kann man nicht machen und in der Regel sollte das ausreichend sein.

Wie kann ich mich und meine Familie schützen?

Es wäre nicht verwunderlich, wenn Sie nach der Lektüre der vorhergehenden Abschnitte den dringenden Wunsch verspürten, selbst etwas zu Ihrem Schutz zu unternehmen. Die grundlegend beste Strategie ist es selbstverständlich, jeden Kontakt mit den Krankheitserregern zu vermeiden. Wenn es zu einem Ausbruch eines Apokalypse-Keims kommt, gegen den es weder eine Impfung noch ein Heilmittel gibt, ist es sicher die beste Idee, so wenig wie möglich in die Öffentlichkeit zu gehen, sprich den Kontakt mit anderen möglicherweise bereits infizierten Personen zu vermeiden, sich mit ausreichend Lebensmitteln zu Hause zu verbarrikadieren und abzuwarten, bis die Seuche von selbst abklingt. Doch auch wenn das nicht möglich ist, gibt es Mittel und Wege, das Ansteckungsrisiko zumindest zu verringern. In den folgenden Abschnitten soll es sowohl um solche einfachen Mittel gehen, die Sie auch im Alltag – also ohne Apokalypse-Keim-Ausbruch – vor Infektionen schützen können. Es soll aber auch um das Thema Impfungen gehen, denn selbst ohne Apokalypse-Keim drohen Erwachsenen wie Kindern zahlreiche Ansteckungsgefahren, die teils erhebliche gesundheitliche Probleme bis hin zum Tode bereithalten.

Von der Hand in den Mund

Die Situation kennt jeder: Vorzugsweise im Herbst und Winter hört man es allenthalben husten und schniefen. Hat der Arbeitskollege, der über Gliederschmerzen klagt und pro Tag mehrere Packungen Papiertaschentücher verbraucht, nun einen mehr oder weniger harmlosen grippalen Infekt oder vielleicht die echte (saisonale) Grippe, die fast jedes Jahr in Deutschland Tausende von Todesopfern fordert – in der Grippesaison 2008/09 beispielsweise 19 000 Tote?

Die Übertragung der Grippeviren findet vor allem auf zwei Wegen statt: über kleine Tröpfchen, die beim Husten oder Niesen durch die Luft wirbeln und auf die Schleimhäute der Atemwege des potenziellen Opfers gelangen, oder über Kontaktflächen, auf denen sich infektiöse Sekrete des Grippekranken befinden, etwa die Hände, Türklinken oder Ähnliches.

Es ist deshalb eine gute Idee, zu hustenden und niesenden Mitmenschen möglichst auf Distanz zu gehen, da die Tröpfchen aufgrund ihrer Größe zwar rasch auf den Boden sinken, Distanzen bis 1 Meter aber locker überwinden. Bei Erkrankungen, die nicht über Tröpfchen, sondern über sogenannte Aerosole – die Partikel sind mit weniger als 1 Mikrometer (0,001 Millimeter) wesentlich kleiner und leichter als Tröpfchen und schweben deshalb länger in der Luft –, reicht 1 Meter als Sicherheitsabstand nicht aus. Beispiele für durch Aerosole übertragbare Krankheiten sind etwa Tuberkulose und Masern. Bei diesen Erkrankungen genügt es schon, sich nur im selben Raum wie ein Erkrankter aufzuhalten, um sich zu infizieren.

Wir alle haben wohl noch die Bilder vor Augen, die während der SARS-Epidemie Asiaten mit Mundschutzmasken zeigten. Genau das wäre der geeignete Schutz, um das Einatmen infektiöser Aerosole zu verhindern. Doch Untersuchungen haben gezeigt, dass nicht jede Maske gleich gut schützt. Einlagige Papiermasken beispielsweise senkten die Anzahl der inhalierten Keime um nur 40 Prozent. Deutlich besser schnitten mehrlagige Masken ab, wie sie in Operationssälen in Kliniken eingesetzt werden. Dieser sogenannte Mund-Nasen-Schutz (MNS) zählt zu den Medizinprodukten und kann im Fachhandel oder über Apotheken für relativ wenig Geld erworben werden. Von den 16 geprüften MNS-Masken wurden im Test allerdings nur drei für gut befunden (Dach HighRisk-Mask NIOSH N95, Maske; FarStar Surgical Plus blau, Tuch; Kolmi OP-Maske HF Blau M14511, Tuch). Beim Kauf sollte man darauf achten, dass die Masken der EU-Norm 149 entsprechen. Besser noch sind sogenannte Partikel filternde Halbmasken (engl.: filtering facepiece, FFP), die in drei Schutzstufen erhältlich sind. FFP-1-Masken müssen mindestens 80 Prozent zurückhalten, FFP-2-Masken 94 Prozent und FFP-3-Masken 99 Prozent. Diese werden etwa vom Robert Koch-Institut medizinischen Mitarbeitern im Falle einer Vogelgrippepandemie empfohlen. Während man 50 MNS-Masken schon für etwa 10 Euro bekommt, sind FFP-Masken mit ab circa 3 Euro pro Stück deutlich teurer. Während es bei den billigeren MNS-Masken nicht allzu schwerfallen dürfte, die Maske nach dem Tragen in der Öffentlichkeit (zum Beispiel in Bus oder Bahn) wegzuwerfen, fällt dies bei den teuren FFP-Masken schon weniger leicht. Im sogenannten

Beschluss 609 des Ausschusses für Biologische Arbeitsstoffe (ABAS) wird medizinischem Personal geraten, FFP-Masken nach jedem Einsatz zu wechseln. Für den Fall aber, dass nicht ausreichend Masken vorhanden sind, sollen sie für längstens eine Arbeitsschicht mehrfach benutzt werden dürfen – sofern sich der Träger vor dem Auf- und Absetzen die Hände desinfiziert, die Maske trocken an der Luft aufbewahrt wird und nur eine Person die Maske trägt.

Selbstverständlich wird kaum jemand auf die Idee kommen, im Alltag eine Atemschutzmaske zu tragen, wenn nicht gerade eine gefährliche Epidemie tobt. Da gibt es für den Alltag auch andere gute Wege, um sich zu schützen.

In einer interessanten Studie der University of California (Berkeley, Kalifornien) und der School of Public Health (Berkeley, Kalifornien) aus dem Jahre 2008 wurde untersucht, wie oft wir uns mit den Händen ins Gesicht fassen. Der Hintergrund ist klar: Wir berühren einen möglicherweise mit Krankheitserregern infizierten Gegenstand, etwa einen Haltegriff in der U-Bahn, bekommen dabei Viren an die Hand und fassen uns anschließend ins Gesicht, wo die Viren dann über die Schleimhäute in Mund, Nase oder Augen in den Körper gelangen können. Das erstaunliche Ergebnis der Untersuchung: Im Durchschnitt fassen wir uns 15,7-mal pro Stunde ins Gesicht, 5,3-mal an die Nase, 8-mal an die Lippen und 2,4-mal an die Augen. Nehmen wir nur einmal diese Mittelwerte an – eine Versuchsperson fasste sich sogar ganze 35-mal pro Stunde ins Gesicht –, so kommen wir bei einem 16-Stunden-Tag auf 250 Hand-Gesicht-Berührungen. Für Menschen, die viel in der Öffentlichkeit unterwegs sind, ausreichend Gelegenheit, sich die verschiedensten Keime einzuverleiben. Es liegt also tatsächlich auf der Hand, dass eine Verringerung dieser Hand-Gesicht-Berührungen in der Öffentlichkeit die Infektionswahrscheinlichkeit deutlich reduzieren kann. Das braucht selbstverständlich ein wenig Training, schließlich fassen wir uns meist ganz automatisch ins Gesicht. Doch wer darauf achtet, kann die Hand-Gesicht-Berührungen problemlos stark einschränken.

Eine weitere Möglichkeit, das Infektionsrisiko drastisch zu senken, ist die richtige Handhygiene, also korrektes Händewaschen und/oder die Desinfektion mit einem handelsüblichen Desinfektionsmittel. Da wir beim Händewaschen oft nicht ganz so gründlich vorgehen und vorzugsweise die Reinigung der Daumen leicht vernachlässigen, hier die Piktogramme, die von der WHO speziell für ärztliches und Pflegepersonal herausgegeben wurden. Es macht durchaus Sinn, einmal einen Blick darauf zu werfen, da die meisten von uns dazu neigen, zum Beispiel die Daumen nicht richtig zu waschen beziehungsweise zu desinfizieren.

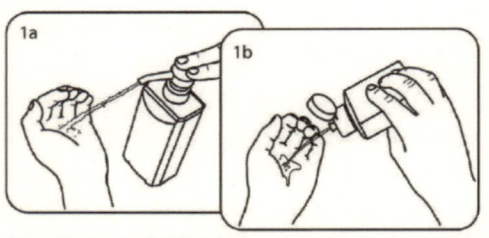
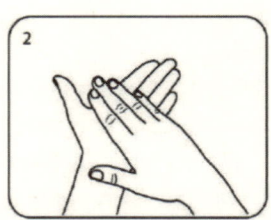

Geben Sie eine Handvoll Desinfektionsmittel auf die Hand und verteilen Sie es auf allen Oberflächen Ihrer Hände.

Reiben Sie die Handflächen aufeinander.

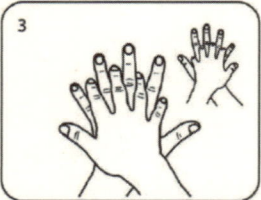
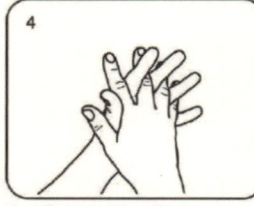
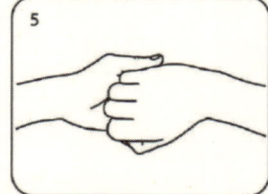

Rechte Handinnenfläche über linker Handaußenseite inklusive Finger-zwischenräumen – Handwechsel.

Handfläche auf Handfläche inklusive Fingerzwischenräumen.

Rückseiten der Finger bei gegenüberliegenden Handflächen mit geschlossenen Fingern.

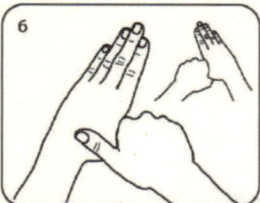
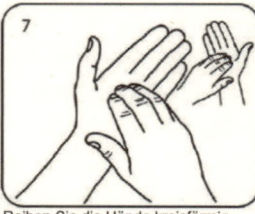
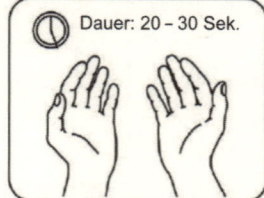

Umfassen Sie den linken Daumen mit der rechten Faust und drehen Sie die Faust. Seitenwechsel.

Reiben Sie die Hände kreisförmig sowie vor- und rückwärts, wobei Sie die Hände wechselseitig umfassen.

Dauer: 20 – 30 Sek.

Sie sind fertig, sobald die Hände trocken sind.

Abbildung 8: Handhygiene mit Desinfektionsmittel
Quelle: Pittet, Didier; Allegranzi, Benedetta; Boyce, John (2009): The World Health Organization Guidelines on Hand Hygiene in Health Care and Their Consensus Recommendations (7). Online verfügbar unter http://www.jstor.org/stable/pdfplus/10.1086/600379.pdf?acceptTC=true, S. 614

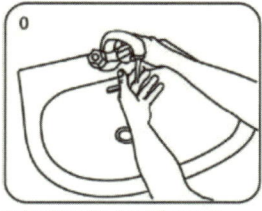 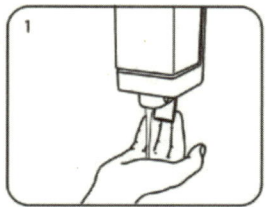 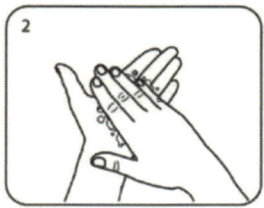

Befeuchten Sie Ihre Hände mit Wasser.	Nehmen Sie ausreichend Seife, um alle Oberflächen der Hände zu bedecken.	Reiben Sie die Handflächen aufeinander.

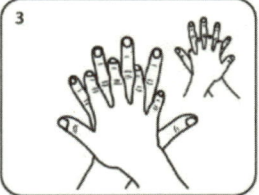 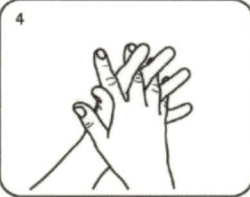 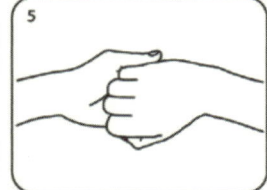

Rechte Handinnenfläche über linker Handaußenseite inklusive Finger-zwischenräumen – Handwechsel.	Handfläche auf Handfläche inklusive Fingerzwischenräumen.	Rückseiten der Finger bei gegenüberliegenden Handflächen mit geschlossenen Fingern.

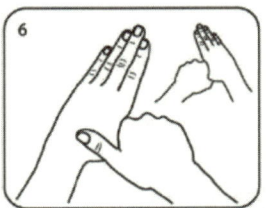 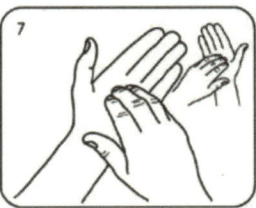 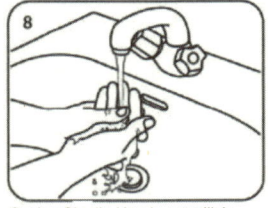

Umfassen Sie den linken Daumen mit der rechten Faust und drehen Sie die Faust. Seitenwechsel.	Reiben Sie die Hände kreisförmig sowie vor- und rückwärts, wobei Sie die Hände wechselseitig umfassen.	Spülen Sie die Hände gründlich mit Wasser ab.

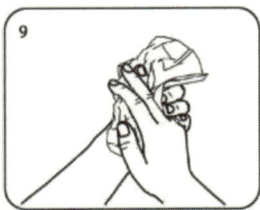 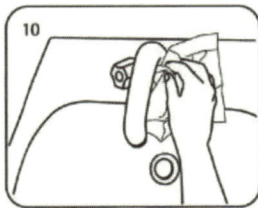 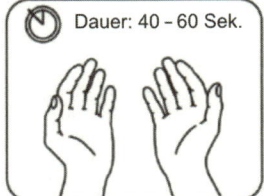

Gründlich mit einem Einmal-Handtuch abtrocknen.	Handtuch benutzen, um Hahn zuzudrehen.	Sie sind fertig, sobald die Hände trocken sind.

Dauer: 40 – 60 Sek.

Abbildung 9: Handhygiene mit Wasser und Seife
Quelle: ebenda, S. 615

Das Immunsystem stärken

Über die richtige Hygiene hinaus kann jeder Einzelne etwas tun, um sich vor Infektionskrankheiten zu wappnen, und zwar auf sein Immunsystem achten! Es ist auffällig, dass es oft die ganz Jungen und die Älteren sind, die zuerst an Infektionen wie Influenza erkranken. Das liegt auch daran, dass das kindliche Immunsystem noch nicht vollständig ausgereift ist beziehungsweise das Immunsystem von älteren Menschen nicht mehr so effektiv arbeitet wie das eines 30-Jährigen. Die Schlussfolgerung liegt deshalb nahe, dass eine Stärkung des Immunsystems Krankheiten oft verhüten kann, das gilt für Influenza ebenso wie für Krebserkrankungen.

Nachweislich die besten Methoden, um sein Immunsystem zu stärken, sind regelmäßiger Ausdauersport und eine gesunde Ernährung. Mit Ausdauersport ist dabei ausdrücklich kein Hochleistungssport gemeint, denn allzu intensives Training schwächt die Immunkräfte. Wer aber an möglichst fünf Tagen pro Woche für je eine halbe Stunde locker joggt, Rad fährt oder schwimmt, trainiert sein Immunsystem optimal. Was die Ernährung angeht, so sollte sie möglichst reich an Mineralien und Vitaminen sein, nicht zu viel tierische Fette enthalten, und auf Fast Food sollte weitgehend verzichtet werden. Abwechslungsreich und ausgewogen lautet die Devise. Nahrungsergänzungsmittel wie zusätzliche Vitamine und Mineralstoffe sind im Allgemeinen nicht nötig, es sei denn, es liegt eine Unterversorgung vor. Wer diesbezüglich im Zweifel ist, sollte seinen Arzt fragen.

Auch wenn all dies keine Garantie ist, nicht an einer ernsthaften Infektion zu erkranken, so kann man damit immerhin sicher sein, das getan zu haben, was man selbst in der Hand hat.

Welche Impfungen Sinn machen

»Impfungen gehören zu den wichtigsten und wirksamsten präventiven Maßnahmen, die in der Medizin zur Verfügung stehen«, schreibt das Robert Koch-Institut (RKI) auf seiner Webseite. Dabei wird der Impfstoff in Form abgeschwächter, abgetöteter oder fragmentierter Krankheitserreger in den

Körper eingebracht. Ziel der Impfung ist es, das körpereigene Immunsystem des Geimpften zur Bildung spezifischer Antikörper anzuregen und so eine möglichst lang anhaltende Immunität gegen die jeweilige Infektionskrankheit zu bewirken.

Demgegenüber behaupten Impfgegner immer wieder, Impfungen seien nicht wirksam. Diese Behauptung lässt sich anhand zahlreicher Fakten problemlos widerlegen. Dass die Pocken aufgrund des weltweiten Impfprogramms der WHO am 8. Mai 1980 für ausgerottet erklärt werden konnten, ist ein Beispiel. Ein anderes Beispiel sind die Masern. In den USA gab es in den Jahren 1958 bis 1962 durchschnittlich 503 282 Masernfälle pro Jahr. Dann wurde im Jahre 1963 die Masernimpfung eingeführt. Ergebnis: Im Jahre 2001 gab es nur noch 116 Masernkranke in den USA, allesamt aus dem Ausland importiert. Die Reduktion von 1958 bis 2001 ist gewaltig: 99,98 Prozent. Weitere Beispiele, allesamt aus den USA, sind die Diphtherie-Impfung: vor Einführung der Impfung im Jahre 1922 ganze 175 885 Fälle, danach im Jahre 1998 ein einziger Fall – Haemophilus Influenza B, der häufigste Erreger der eitrigen Hirnhautentzündung in den ersten fünf Lebensjahren: vorher 20 000 Fälle (1982), danach 54 (1998) – Keuchhusten: vorher 147 271 (1925), nach Einführung der Impfung 6279 (1998) – Mumps: vorher 152 209 (1968), danach 606 (1998), und Röteln: vorher 47 745 (1968), danach 345 (1998). Die Liste ließe sich fortsetzen.

In Deutschland entscheidet die Ständige Impfkommission (STIKO) darüber, welche Impfungen empfohlen werden. Gegründet wurde die STIKO 1972 vom damaligen Bundesgesundheitsamt. Organisatorisch ist die STIKO dem Robert Koch-Institut (RKI) in Berlin zugeordnet, der zentralen Einrichtung der Bundesregierung für die Krankheitsüberwachung und -prävention. Von der STIKO empfohlene Impfungen müssen nach einer Bestätigung durch den Gemeinsamen Bundesausschuss (G-BA) seit Verabschiedung der Gesundheitsreform am 1. April 2007 von den Krankenkassen bezahlt werden. Die STIKO soll aufgrund wissenschaftlicher Kriterien entscheiden, welche Impfungen empfohlen werden. Doch hier gibt es zwei Kritikpunkte. Zum einen werden die klinischen Studien, die zur Beurteilung der Sinnhaftigkeit der jeweiligen Impfung herangezogen werden, meist von der Pharmaindustrie durchgeführt. Das schürt bei Kritikern den Verdacht, es gehe nicht immer darum, für die Bevölkerung sinnvolle Impfungen einzuführen, sondern ums Geldverdienen. Eine besonders unschöne Note bekommt das Verfahren dadurch, dass in der Vergangenheit zahlreiche Mitglieder der STIKO lukrative Nebenjobs bei der Pharmaindustrie hatten und diesen Interessenkonflikt bis vor wenigen Jahren nicht einmal offenlegen mussten. Professor Heinz-J. Schmitt beispielsweise, der bis 2007 Vorsitzender der STIKO war, fungierte gleichzeitig als Berater der von GlaxoSmithKline – dem weltweit sechstgrößten Pharmaunternehmen – unterhaltenen Website www.gesundes-Kind.de, kooperierte mit dem Impfstoffhersteller Chiron Behring, war für den Grippeimpfstoffhersteller Infectopharm tätig und Träger des mit 10 000 Euro dotierten Helmut-Stickl-Preises 2006, der vom Impfstoffhersteller Sanofi Pasteur finanziert wird. Und Schmitt war keinesfalls der Einzige, der enge Beziehungen zur Pharmaindustrie pflegte. Das bedeutet nicht zwangsläufig, dass solche Interessenswahrnehmungen zu voreingenommenen Beurteilungen der Impfungen führen müssen. Dennoch, wie das Arznei-Telegramm, eine renommierte Monatsschrift mit kritischer Berichterstattung über Arzneimittel (4/2007) schreibt: »Honorare und geldwerte Leistungen schaffen aber Rahmenbedingungen, die eine positive Grundhaltung Anbietern und deren Produkten gegenüber bewirken und somit Entscheidungen beeinflussen können. Die (medizinische) Öffentlichkeit hat daher ein Recht darauf, über potenzielle Loyalitätskonflikte informiert zu werden, um dies beispielsweise bei der Interpretation der Bewertung eines Impfstoffs zu berücksichtigen.«

Die 12 bis 18 ehrenamtlichen Mitglieder der STIKO werden für jeweils drei Jahre vom Bundesgesundheitsministerium berufen. Im Jahre 2011 nahm der damalige Bundesgesundheitsminister Philipp Rösler turnusmäßig eine Neubesetzung der STIKO vor, bei der acht alte Mitglieder – teils auch gegen deren Willen – gehen mussten und auf einen Schlag neun neue Mitglieder in das Gremium berufen wurden. Wie das Bundesgesundheitsministerium der *Süddeutschen Zeitung* auf Anfrage mitteilte, sei bei dieser Berufung vor allem »ein Fokus auf die evidenzbasierte Medizin und die Methodik gelegt« worden. Dabei bedeutet »evidenzbasiert«, dass die Entscheidung für oder gegen eine Impfempfehlung auf der Basis ausreichender Nachweise für die Wirksamkeit der jeweiligen Impfung getroffen werden soll. Wie es um die Wirksamkeit und die möglichen Nebenwirkungen der von der STIKO empfohlenen Impfungen bestellt ist, will ich gleich noch etwas näher erläutern. Hier aber noch eine kurze Information zur jetzigen STIKO:

Der Vorsitzende selbst, Dr. Jan Leidel, Mitglied seit 1993, erklärt in seiner Selbstauskunft zu möglichen Interessenskonflikten, er habe »Vorträge zu Impfthemen ohne Produktbezug« gehalten, wobei die »Honorare zum Teil durch Impfstoffhersteller (re)finanziert« wurden.

Prof. Dr. Fred Zepp, STIKO-Mitglied seit 1998, erklärt neben zahlreichen Beispielen für »Mitgliedschaft in beziehungsweise Tätigkeiten für Gremien eines Unternehmens, das Impfstoffe oder Mittel der spezifischen Prophylaxe entwickelt«, er habe an mehreren Gutachten und Studien zu Impfstoffen mitgewirkt, die von der Pharmaindustrie bezahlt wurden, und er habe durch Impfstoffhersteller (re)finanzierte Vorträge gehalten.

Kaum ein Mitglied der STIKO hat keine von der Pharmaindustrie gesponsorten Tätigkeiten zu beichten. Ausnahmen sind Prof. Dr. med. Christian Bogdan (seit 2011 Mitglied der STIKO) und Prof. Dr. Hilke Bertelsmann (ebenfalls seit 2011 dabei).

Man muss fairerweise hinzufügen, dass »durch die erhöhte Sitzungsfrequenz und die gestiegenen Anforderungen im Hinblick auf eine evidenzbasierte wissenschaftliche Vorgehensweise die Arbeitsbelastung aller STIKO-Mitglieder und der Geschäftsstelle am RKI erheblich gestiegen« ist, wie der zwar berufene, aber auf eigenen Wunsch ausgestiegene ehemalige Vorsitzende Prof. Friedrich Hofmann in einem Interview dem Deutschen Ärzteblatt mitteilte. Zugleich ist die STIKO finanziell so schlecht aufgestellt, dass den Mitgliedern auch Taxifahrten auf Kommissionskosten verboten sind und eine Hotelübernachtung maximal 83 Euro kosten darf. »Das ist keine gute Basis, um den Verlockungen einer milliardenschweren Industrie zu widerstehen, die Kooperationen mit Summen vergütet, die leicht den Jahresetat der STIKO sprengen«, heißt es in einem Beitrag der *Süddeutschen Zeitung* (02. März 2011).

In den vergangenen zehn Jahren sind von der STIKO mehrere neue Impfungen empfohlen worden. So kam im Jahre 2004 die Impfung gegen Windpocken hinzu und im Jahre 2006 die Impfungen gegen Pneumokokken, Meningokokken und Gebärmutterhalskrebs (humane Papillomaviren, HPV). Der von der STIKO herausgegebene Impfkalender versteht sich

als Empfehlung. Es besteht in Deutschland keine Impfpflicht, sodass es im persönlichen Ermessen jedes Einzelnen liegt, sich und seine Kinder impfen zu lassen. In §20 Absatz 6 gibt es jedoch eine Einschränkung, die das Bundesgesundheitsministerium ermächtigt, »durch Rechtsverordnung mit Zustimmung des Bundesrates anzuordnen, dass bedrohte Teile der Bevölkerung an Schutzimpfungen oder anderen Maßnahmen der spezifischen Prophylaxe teilzunehmen haben, wenn eine übertragbare Krankheit mit klinisch schweren Verlaufsformen auftritt und mit ihrer epidemischen Verbreitung zu rechnen ist. Das Grundrecht der körperlichen Unversehrtheit (Artikel 2 Absatz 2 Satz 1 Grundgesetz) kann insoweit eingeschränkt werden. Ein nach dieser Rechtsverordnung Impfpflichtiger, der nach ärztlichem Zeugnis ohne Gefahr für sein Leben oder seine Gesundheit nicht geimpft werden kann, ist von der Impfpflicht freizustellen; dies gilt auch bei anderen Maßnahmen der spezifischen Prophylaxe. § 15 Absatz 2 gilt entsprechend.«
Doch solange dies nicht geschieht, können wir den Empfehlungen folgen, müssen es aber nicht. Der Arzt, in der Regel der Kinderarzt oder Hausarzt, muss seine Patienten allerdings über die STIKO-Empfehlungen sowie mögliche Nebenwirkungen der Impfungen aufklären. Tut er das nicht, so kann er im Schadensfall verklagt werden. Das gilt sowohl für den Fall, dass eine Person nicht geimpft wurde und durch die Krankheit zu Schaden kam, als auch für den Fall, dass Nebenwirkungen der Impfung aufgetreten sind. Wer sich deshalb gegen eine Impfung entscheidet, wird in aller Regel eine Erklärung unterschreiben müssen, in der er bestätigt, dass er über die Impfempfehlung aufgeklärt wurde, sich aber gegen die Impfung entschieden hat.

Der aktuelle Impfkalender der STIKO

Der aktuelle Impfkalender der STIKO (Stand: August 2013) enthält zwölf Standardimpfungen für Säuglinge und Kleinkinder bis zwei Jahren, vier Auffrisch-Impfungen für Kinder ab fünf Jahren, Jugendliche und Erwachsene sowie rund 20 Indikations- und Auffrischimpfungen, die beispielsweise bei Reisen in Risikogebiete empfohlen werden.

Erläuterungen	
G	Grundimmunisierung (in bis zu 4 Teilimpfungen G1–G4)
A	Auffrischimpfung
S	Standardimpfung
N	Nachholimpfung (Grundsimmunisierung aller noch nicht Geimpften bzw. Komplettierung einer unvollständigen Impfserie)

Impfung	Alter in Monaten				
	2	3	4	11–14	15–23
Tetanus	G1	G2	G3	G4	
Diphtherie	G1	G2	G3	G4	
Pertussis	G1	G2	G3	G4	
Haemophilus influenzae Typ b	G1	G2[a]	G3	G4	
Poliomyelitis	G1	G2[a]	G3	G4	
Hepatitis B	G1	G2[a]	G3	G4	
Pneumokokken	G1	G2	G3	G4	
Meningokokken				G1 (ab 12 Monaten)	
Masern, Mumps, Röteln				G1	G2
Varizellen				G1	G2

a) Bei Anwendung eines monovalenten Impfstoffes kann diese Dosis entfallen.

Tabelle 2: Impfkalender (Standardimpfungen) für Säuglinge und Kleinkinder bis 2 Jahre

Impfung	Alter in Jahren				
	5–6	9–11	12–17	ab 18	ab 60
Tetanus	A1	A2		A (ggf. N) Auffrischimpfung jeweils 10 Jahre nach der letzten vorangegangenen Dosis. Die nächste fällige Td-Impfung einmalig als Tdap- bzw. bei entsprechender Indikation als Tdap-IPV-Kombinationsimpfung	
Diphtherie	A1	A2			
Pertussis	A1	A2			
Poliomyelitis		A1		ggf. N	
Hepatitis B		N			
Pneumokokken					S[b]
Meningokokken		N			
Masern		N		S[c]	

Impfung	Alter in Jahren		
Mumps, Röteln	N		
Varizellen	N		
Influenza			S jährliche Impfung
Humanes Papillomvirus (HPV)		G1–G3 Standard- impfung für Mädchen und junge Frauen	
b) Einmalige Impfung mit Polysaccharid-Impfstoff, Auffrischung nur für bestimmte Indikationen empfohlen, vgl. Tabelle 2			
c) Einmalige Impfung für alle nach 1970 geborenen Personen ≥ 18 Jahre mit unklarem Impfstatus, ohne Impfung oder mit nur einer Impfung in der Kindheit, vorzugsweise mit einem MMR-Impfstoff			

Tabelle 3: Impfkalender (Standardimpfungen) für Kinder ab 5 Jahre, Jugendliche und Erwachsene

Quelle: Robert Koch-Institut (RKI) (2013): Epidemiologisches Bulletin 34/2013. Online verfügbar unter http://www.rki.de/DE/Content/Infekt/EpidBull/Archiv/2013/Ausgaben/34_13.pdf?__blob=publicationFile

Lassen Sie uns nun die wichtigsten Impfungen etwas genauer betrachten.

Tetanus (Wundstarrkrampf)

Der Erreger des Wundstarrkrampfes – das Bakterium Clostridium tetani – kommt im Darm von Tieren, selten auch in dem des Menschen vor und ist weltweit im Erdboden und im Staub verbreitet. Die Sporen des Erregers können über Wunden, auch kleine Bagatellverletzungen wie ein aufgeschrammtes Knie, oder Tierbisse in den Körper gelangen. Die Inkubationszeit beträgt meist 4 bis 14 Tage. Wie der Name schon sagt, treten beim Wundstarrkrampf Krämpfe auf, die zunächst mit einer Tonuserhöhung (Anspannung) der Kaumuskulatur beginnen. Der Mund kann nicht mehr geöffnet werden, es treten Sprech- und Schluckschwierigkeiten auf, die Gesichtsmuskulatur verkrampft. In der Folge kommt es zu einer schmerzhaften Dauerkontraktion weiterer Muskeln. Aufgrund der Lähmung von Kehlkopf-, Schlund- und Zwerchfellmuskulatur tritt schließlich der Erstickungstod ein. Die Erkrankung ist in Deutschland wegen des guten Impfstatus der Bevölkerung selten. So wurden bis 1970 in Deutschland jährlich noch mehr als 100 Erkrankungen pro Jahr registriert. 1997 gab es noch elf Fälle, 1998 noch sieben, und 1999 und 2000 jeweils acht Fälle. Seit 2001 ist der Wundstarrkrampf nicht mehr meldepflichtig. In Ländern der Dritten Welt allerdings gehört Tetanus mit geschätzten 213 000 Todesfällen noch zu den häufigeren tödlichen Krankheiten.

Der Impfstoff gegen Wundstarrkrampf enthält das an Aluminiumhydroxid gebundene »entgiftete« Tetanusgift, das sogenannte Toxoid, aber keine Bakterienbestandteile. Die Impfung ist höchst wirksam, wie sich in allen Ländern mit einem gut entwickelten Gesundheitssystem gezeigt hat. Der Wirkstoff ist allgemein gut verträglich, wobei leichte vorübergehende lokale Reaktionen an der Impfstelle (Schwellungen, Schmerzen) auftreten können. Schwere Nebenwirkungen wie allergische Reaktionen sind extrem selten, wobei die Auswirkungen des Aluminiums im Impfstoff auf das frühkindliche Immunsystem noch nicht untersucht sind.

Da es sich beim Wundstarrkrampf um eine potenziell tödliche Erkrankung handelt und die bekannten Impfrisiken gering sind, ist eine Tetanusimpfung zu empfehlen.

Diphtherie

Die Diphtherie wird durch das Bakterium Corynebacterium diphtheriae hervorgerufen und gehört zu den klassischen Seuchen der Menschheitsgeschichte. Besonders viele Erkrankungen gab es jeweils während und nach den beiden Weltkriegen. So schwankten die Erkrankungszahlen zwischen 40 000 im Jahre 1925 und 200 000 im Jahre 1941. Reservoir der Bakterien ist ausschließlich der Mensch. Übertragen werden sie von Mensch zu Mensch durch Aerosole, die von hustenden Diphtherieerkrankten oder asymptomatischen (nicht erkrankten) Trägern ausgestoßen werden oder über die Hände – selten über mit Keimen verunreinigte Gegenstände. Obwohl circa 50 Prozent der Erwachsenen in Deutschland einen ungenügenden Impfschutz gegen Diphtherie aufweisen, ist die Erkrankung hierzulande, wie auch im übrigen Europa, äußerst selten. In Deutschland lag die Impfquote gegen Diphtherie bei den Schuleingangsuntersuchungen 2009 bei 95,9 Prozent. In den

Nachfolgestaaten der Sowjetunion, in Afrika, Asien und Lateinamerika aber kommt die Diphtherie noch verhältnismäßig häufig vor. Die WHO meldete im Jahre 2008 immer noch 7 088 Diphtheriefälle, die meisten aus Indien.

Die Übertragung der Diphtheriebakterien erfolgt über Tröpfchen aus dem Mund-Rachen-Raum. Zwei bis fünf Tage nach der Ansteckung beginnt die Erkrankung mit Schnupfen oder einer Rachenentzündung mit starken Belägen, typischem süßlichen Mundgeruch, Schluckbeschwerden und einem Anschwellen der Halslymphknoten. Spezifisch für die Diphtherie sind bläulich-weiße, grünliche oder auch schwarze Beläge im Gaumen und auf den Mandeln. Daher übrigens auch der Name: Das griechische Wort »diphthéra« bedeutet »Lederhaut«.

Die Beläge können sich bis zum Kehlkopf ausbreiten und dann Heiserkeit sowie den bellenden Diphtheriehusten auslösen. Da es den von den Diphtheriebakterien produzierten Giftstoffen auch möglich ist, in den Blutkreislauf einzudringen, können sich lebensbedrohliche Komplikationen entwickeln: Lähmung der Atemmuskulatur, Nierenversagen, Herzrhythmusstörungen und Herzversagen. Die Sterblichkeit bei Diphtherie liegt auch heute noch zwischen 5 und 10 Prozent, bei Säuglingen und alten Menschen sogar 25 Prozent. Bei schlechter medizinischer Versorgung sterben mehr als 25 Prozent.

Die Verträglichkeit der Impfung ist gut. Mit über 10 Prozent sehr häufig kommt es zu lokalen Beschwerden an der Impfstelle (Schmerzen, Schwellung, Rötung). Selten (> 0,01 Prozent bis < 0,1 Prozent) treten vorübergehend grippeähnliche Symptome, Muskelschmerzen, Übelkeit, Erbrechen, Durchfall, Kreislaufreaktionen, Kopfschmerzen oder allergische Reaktionen auf. Schwere Nebenwirkungen sind sehr selten (< 0,01 Prozent).

In Anbetracht der Tatsache, dass die Diphtherie eine schwere und potenziell tödliche Infektionskrankheit ist, die in weiten Teilen der Erde noch weitverbreitet ist, und die Nebenwirkungen relativ gering sind, ist die Diphtherieimpfung zu empfehlen.

Pertussis (Keuchhusten)

Keuchhusten wird ausgelöst durch Bakterien namens Bordetella pertussis, die ausschließlich beim Menschen vorkommen und sich dort an den Schleimhäuten der Atemwege anheften und vermehren. Die Krankheit beginnt nach einer Inkubationszeit von meist zehn Tagen (Variation: 6 bis 28 Tage) mit dem sogenannten Katarrhalstadium, das etwa eine Woche dauert und geprägt ist von unspezifischem Schnupfen und Luftröhrenentzündung. Daran schließt sich das Konvulsivstadium an, das meist drei bis sechs (maximal 40) Wochen dauert. Während dieser Zeit zeigt sich der typische anfallartige Husten, der vor allem nachts auftritt. Während der Hustenattacken sieht man oft eine Blaufärbung der Haut. Besonders Kinder und Kleinkinder machen einen extrem kranken Eindruck während der Attacken, erbrechen sich oft anschließend, wohingegen sie zwischen den Attacken gesund erscheinen. Während des Rekonvaleszenzstadiums gehen die Attacken in ihrer Frequenz und Intensität langsam über ein bis mehrere Wochen zurück. Keuchhusten ist hochinfektiös, am stärksten während des Katarrhalstadiums und der ersten zwei Wochen nach Einsetzen der Hustenattacken. Bereits etwa 100 Bakterien in ausgehusteten Tröpfchen reichen aus, um eine Ansteckung hervorzurufen.

Keuchhusten ist bei Ungeimpften eine typische Kinderkrankheit mit einem Altersgipfel um vier Jahre. Etwa 10 Prozent der Kinder erkranken als Säuglinge, 5 bis 10 Prozent als Erwachsene. In Ländern, in denen gegen Keuchhusten geimpft wird, spielen sich bis zu 50 Prozent der Fälle im ersten Lebensjahr ab. Die anderen Fälle treten bei älteren Kindern, Jugendlichen und Erwachsenen auf, wobei Mädchen und Jungen gleich häufig betroffen sind.

In schweren Fällen kommt es meist zu einer zusätzlichen bakteriellen Lungenentzündung, die auch tödlich verlaufen kann. Von den tödlich verlaufenden Komplikationen ereignen sich 83 Prozent bei Säuglingen unter drei Monaten, wenn eine Impfung noch keine Wirkung zeigt.

Die Impfung gegen Keuchhusten erfolgt seit Mitte der 1990er-Jahre mit sogenannten azellulären Impfstoffen, die keine ganzen Bakterienzellen mehr enthalten und weniger Nebenwirkungen haben als die alten Impfstoffe. Eine Impfung ausschließlich gegen Keuchhusten ist nicht möglich, es stehen jedoch verschiedene Kombinationsimpfstoffe zur Verfügung, die überwiegend in der

Kombination gegen Diphtherie, Tetanus, Pertussis (DTP) angewandt werden. Für das Präparat Infanrix® (GlaxoSmithKline GmbH & Co. KG) beispielsweise, das ab dem vollendeten zweiten Lebensjahr bis zum vollendeten sechsten Lebensjahr angewandt werden darf, werden in den Fachinformationen als sehr häufige Nebenwirkungen (≥ 10 Prozent) Rötungen und Schwellung an der Impfstelle, Benommenheit und Reizbarkeit, als häufig (≥ 1 bis < 10 Prozent) Appetitverlust, Unruhe, ungewöhnliches Schreien, Erbrechen und/oder Durchfall und Juckreiz angegeben. Als gelegentliche Nebenwirkungen (≥ 0,1 bis 1 Prozent) treten danach Kopfschmerzen, Husten, Bronchitis und Hautausschlag auf, selten (≥ 0,01 bis < 0,1 Prozent) Nesselsucht (Hautausschlag) und sehr selten (< 0,01 Prozent) Lymphknotenschwellungen. Darüber hinaus hat die Anwendungsbeobachtung gezeigt, dass es auch zu einem Blutplättchenmangel (Thrombozytopenie), allergischen Reaktionen einschließlich anaphylaktischem Schock, Kollaps und schockähnlichen Zuständen, Atemstillständen (Apnoe) bei sehr unreifen Frühgeborenen und Schwellungen meist im Gesichtsbereich (angioneurotisches Ödem) kommen kann. Darüber hinaus führt Martin Hirte, Autor des sehr informativen Ratgebers *Impfen – Pro & Contra* Krampfanfälle, Nervenstörungen (Gefühlsstörung, Lähmung) sowie Gehirnhaut- oder Gehirnentzündungen als mögliche Impffolgen auf.

Die Wirkung der Impfung ist begrenzt. So findet man in den Informationen für Ärzte, herausgegeben vom Robert Koch-Institut (RKI) den Satz: »Wegen der begrenzten Dauer der Immunität sowohl nach natürlicher Erkrankung als auch nach vollständiger Impfung können sich auch immunisierte Kinder, Jugendliche und Erwachsene wieder neu infizieren.«

An gleicher Stelle schreibt das RKI: »Eine Verschiebung der Erkrankungen in das Jugend- und Erwachsenenalter wird dabei deutlich. So lag das Durchschnittsalter 1995 noch bei 15,1 Jahren und stieg bis zum Jahr 2008 auf 41,7 Jahre an.« Martin Hirte zieht in seinem Impfratgeber diesbezüglich folgenden Schluss: »Die Wirksamkeit der Keuchhustenimpfung ist schlecht und verschiebt lediglich die Krankheit: Jeder macht früher oder später ›seinen‹ Keuchhusten durch.«

Da der Keuchhusten für Säuglinge in den ersten vier bis sechs Lebensmonaten und für chronisch kranke Kinder bedrohlich ist, die Impfung bei den Jüngsten jedoch noch keine ausreichende Wirkung zeigt und die Erkrankung ansonsten zwar langwierig und lästig, aber nicht lebensgefährlich ist, empfiehlt Hirte bei Keuchhusten in der Umgebung eines ungeimpften Säuglings, diesen durch Antibiotika zu schützen. Zudem sollte die Impfung »erwogen werden bei chronisch kranken Kindern, bei Säuglingen in Krippen oder Heimen, bei ehemaligen Frühgeborenen und bei Berufstätigkeit beider Eltern«. Letzteres deshalb, weil die Pflege eines Keuchhustenkindes lange dauert und sich im Regelfall nicht mit einer Berufstätigkeit verbinden lässt.

Haemophilus influenzae Typ b (Hib)

Haemophilus influenzae Typ b, kurz Hib genannt, ist ein Bakterium, das bei 2 bis 5 Prozent der gesunden Bevölkerung auf der Nasen- und Rachenschleimhaut zu finden ist. Hib löst vor allem bei Kindern bis zum vollendeten fünften Lebensjahr (90 Prozent der Fälle) schwerste Infektionen aus. Das Bakterium wird von Mensch zu Mensch über eine Tröpfcheninfektion verbreitet, auch von symptomfreien Keimträgern. Die genaue Inkubationszeit ist nicht bekannt, beträgt aber im Regelfall wenige Tage. Da der Erreger vom Immunsystem kleiner Kinder nicht erkannt wird, ruft er oft eine Hirnhautentzündung (zwei Drittel der Fälle) oder Kehldeckelentzündung (ein Drittel der Fälle) hervor. In seltenen Fällen verursacht der Keim eitrige Gelenks-, Bindegewebs- und Knochenmarksentzündungen. In den USA kam es vor Einführung der Hib-Impfung im Jahre 1990 zu 20 000 schweren Hib-Infektionen jährlich. Nach Einführen der Impfung wurden unter 300 Fälle jährlich beobachtet. Heute erkrankt in den USA weniger als eines von 100 000 Kindern an Hib. In Deutschland bietet sich ein ähnliches Bild: Vor Einführung der Impfung im Jahre 1995 waren es mehr als 1500 Erkrankungen, danach unter 20 pro Jahr. Da seit 2004 in Deutschland kein Einzelimpfstoff mehr zugelassen ist, lassen sich die Nebenwirkungen des Hib-Impfstoffs allein nicht mehr ausmachen. Sie entsprechen daher heute häufig jenen, die im vorigen Abschnitt (Pertussis) nachzulesen sind, da Hib häufig in einer Kombination mit Diphtherie, Tetanus, Pertussis und Poliomyelitis geimpft wird. Es besteht jedoch der Verdacht, die Impfung gegen Hib könnte einen Diabetes Typ 1 auslösen, bei dem die Bauchspeicheldrüse kein Insulin mehr herstellen kann und die Betroffenen lebenslang auf Insulininjektionen angewiesen sind. Dieser Verdacht konnte allerdings bislang weder bestätigt noch widerlegt werden.

In Anbetracht der schweren und potenziell lebensbedrohlichen Folgen einer Hib-Erkrankung hat die Hib-Impfung in den ersten vier Lebensjahren trotz der möglichen Nebenwirkungen ihre Berechtigung.

Poliomyelitis (Kinderlähmung)

Die Poliomyelitis, kurz Polio genannt, ist eine durch Polioviren ausgelöste Erkrankung. Poliovirus-Infektionen sind typischerweise Infektionen von nicht immunen Kleinkindern, weshalb die Poliomyelitis auch als Kinderlähmung bezeichnet wird. Jungen sind häufiger betroffen als Mädchen (1,5 bis 2,5 : 1). Das Virus wird hauptsächlich fäkal-oral (Schmierinfektion) übertragen. Kinder, die mit den Exkrementen eines Polioträgers in Kontakt kommen, übertragen die Viren mit ihren Händen in den Mundraum. Hier kommt es kurz nach der Infektion zu einer starken Vermehrung der Erreger, weshalb das Virus kurz nach der Infektion auch über die Luft übertragen werden kann. Anschließend findet die Vermehrung der Viren jedoch im Darm statt. Für Wochen bis Monate nach der Infektion scheiden Polioträger pro Gramm Stuhl 1 000 000 bis 1 000 000 000 (10^6 bis 10^9) Viren aus.

Die allermeisten Polioinfektionen verlaufen symptomfrei, wobei das Immunsystem neutralisierende Antikörper produziert. Etwa 5 Prozent der Infizierten bekommen grippeähnliche Symptome und Durchfall, jedoch keine Kinderlähmung. Bei weniger als 1 Prozent der Infizierten kommt es zu einer echten Polioerkrankung mit Muskelsteife, Muskelschmerzen und Lähmungen, die bei einem Teil der Erkrankten zu lebenslangen Lähmungen und Behinderungen führen. Durch Lähmung der Atemmuskulatur kann es auch zu Todesfällen kommen.

Im Jahre 1988 startete die WHO eine weltweite Aktion zur Ausrottung der Kinderlähmung. Tatsächlich gingen die Erkrankungszahlen seither um 99 Prozent zurück – von geschätzten 350 000 Fällen im Jahr 1988 auf 1325 Fälle im Jahr 2010. Seit 1988 blieben lediglich drei Länder übrig, in denen Polio endemisch (also ständig in der Bevölkerung vorhanden) ist: Afghanistan, Nigeria und Pakistan. Auch wenn Europa im Juni 2002 von der WHO als poliofrei zertifiziert wurde – der gesamte amerikanische Kontinent seit 1994 und der westpazifische Raum seit 2000 – wären durch ein Aussetzen des Impfprogramms und durch den »Import« von Poliofällen erneute Epidemien zu befürchten. Die Impfung gilt als nebenwirkungsarm, wenngleich dies kaum nachweisbar ist, da gegen Polio fast ausschließlich mit Mehrfachimpfungen (zum Beispiel Tetanus/Diphtherie/Polio) geimpft wird. Gleichwohl ist die Impfung gegen Polio zu empfehlen.

Hepatitis B

Die durch das Hepatitis-B-Virus (HBV) ausgelöste Hepatitis B ist eine der häufigsten Infektionskrankheiten weltweit. Laut WHO haben etwa 2 Milliarden Menschen eine Hepatitis-B-Infektion durchgemacht. Die WHO schätzt, dass etwa 5 Prozent der Weltbevölkerung (350 Millionen) chronisch mit HBV infiziert sind. Deutschland gehört ebenso wie die meisten anderen europäischen Länder und die USA zu den Gebieten mit einem geringen Hepatitis-B-Risiko. In tropischen und subtropischen Ländern Afrikas, Mittel- und Südamerikas sowie Süd- und Osteuropas sind bis zu 20 Prozent der Bevölkerung chronisch infiziert.

Bei etwa 20 Prozent der Infizierten kommt es nach einer Inkubationszeit von 40 bis 160 Tagen zu einer Leberentzündung mit Übelkeit oder Erbrechen, vergrößerter und schmerzender Leber, Gelbfärbung der Haut und Bindehaut, entfärbtem Stuhl und dunklem Urin. Im Stadium der akuten Leberentzündung stirbt einer von 500 Betroffenen, wobei vor allem Säuglinge und Personen mit geschwächtem Immunsystem betroffen sind. Etwa 80 Prozent der infizierten Erwachsenen erkranken nicht oder nur mit leichten grippeähnlichen Symptomen, sind aber anschließend immun gegen HBV. Je nach Alter der Infizierten kommt es zu einer Chronifizierung der Infektion. Etwa 90 Prozent der im Säuglingsalter Infizierten werden chronische Virenträger. Unter den im Kleinkindalter Infizierten sind es 30 Prozent und unter Erwachsenen bis zu 5 Prozent. Insgesamt wird die Zahl der chronischen Virusträger in Deutschland auf 300 000 bis 500 000 geschätzt, ein Drittel davon Kinder, die sich während der Geburt bei ihrer Mutter angesteckt haben. Etwa ein Viertel der chronischen Virusträger entwickeln im

Verlauf ihres Lebens ein chronisches Leberleiden, von diesen wiederum ein Viertel eine lebensbedrohliche Erkrankung wie chronisches Leberversagen, Leberzirrhose oder Leberkrebs.

Die Infektion von Neugeborenen wird durch die Untersuchung aller Schwangeren auf Hepatitis B und die Impfung betroffener Neugeborener weitgehend verhindert, sodass sich das Risiko einer Infektion mit einer Sicherheit von mehr als 95 Prozent verhindern lässt.

Die Liste der möglichen Impfnebenwirkungen ist lang und beinhaltet unter anderem die akuten Nebenwirkungen wie Fieber, Schwellung, Gelenkbeschwerden, Kopfschmerzen und Müdigkeit (10 bis 15 Prozent), plötzlichen Kindstod (vor allem Sechsfachimpfstoffe), allergische Reaktionen, Nervenerkrankungen, Autoimmunerkrankungen und Diabetes. In seiner Zusammenfassung schreibt Martin Hirte (in: *Impfen – Pro & Contra*): »Die Impfung aller Säuglinge ist unnötig und teuer. Das Erkrankungsrisiko bei Kindern steht in keinem Verhältnis zu den potenziell schweren Nebenwirkungen.« Da das HBV in Deutschland vor allem beim Geschlechtsverkehr oder dem Gebrauch intravenöser Drogen verbreitet wird, empfiehlt Hirte, Jugendliche über die Risiken aufzuklären und vor ungeschütztem Geschlechtsverkehr zu warnen, schon deshalb, weil die Hepatis-B-Impfung keinesfalls vor Aids und anderen Geschlechtskrankheiten schützt. Er empfiehlt die Impfung jedoch allen Risikogruppen, zum Beispiel Drogenabhängigen, Wohngemeinschaften mit Virusträgern, Dialysepatienten und medizinischem Personal, das in Kontakt mit Blut kommt.

Pneumokokken

Pneumokokken, genauer Streptococcus pneumoniae, sind weltweit verbreitete Bakterien. Die Keime siedeln im Nasen-Rachen-Raum von 60 Prozent der Vorschulkinder und 30 Prozent der jungen Erwachsenen, ohne dass diese etwas davon merken würden. Pneumokokken können eitrige Entzündungen des Mittelohrs, der Nasennebenhöhlen, der Lungen, der Gehirnhäute sowie eine Sepsis (Blutvergiftung) auslösen. Für Menschen mit einem intakten Immunsystem bilden Pneumokokken normalerweise keine Gefahr. Anfällig sind jedoch Kinder in den ersten beiden Lebensjahren, da ihr Immunsystem noch nicht ausgereift ist, alte Menschen, Raucher sowie Personen mit verschiedenen Grunderkrankungen (chronische Herz-Kreislauf-, Lungen- und Nierenerkrankungen, Diabetes, Sichelzellenanämie, Immunschwäche) sowie Menschen, denen die Milz entfernt wurde.

Etwa ein Drittel der bakteriellen Mittelohrentzündungen sowie die meisten bakteriellen Lungenentzündungen bei Kindern gehen auf das Konto von Pneumokokken. Pneumokokkenerkrankungen lassen sich mittels Antibiotika behandeln, wenngleich die Rate resistenter Pneumokokken zunimmt. Vor allem bei Kindern, die schon einmal oder mehrmals mit Antibiotika behandelt wurden, sind bis zu 20 Prozent der Pneumokokken resistent gegen verschiedene Antibiotika.

Im Jahre 2006 wurde Prevenar 13® von der STIKO zur Standardimpfung für alle Kinder in den ersten beiden Lebensjahren erklärt. Die Impfung besteht aus Impfstoffen gegen 13 verschiedene sogenannte Serotypen, also Variationen desselben Bakteriums, gegen die das Immunsystem unterschiedliche Anti- körper ausbilden muss, um gegen sie geschützt zu sein. Sowohl für Prevenar 13® als auch für andere verfügbare Impfstoffe (Synflorix®) gilt jedoch, dass sie nur gegen einen Teil der vorkommenden Pneumokokken schützen. So sind in Prevenar 13® nur etwas mehr als die Hälfte der krankheitsauslösenden Serotypen enthalten. Da Synflorix® Impfsubstanzen gegen weniger Serotypen enthält, ist die Bilanz hier noch schlechter. Zudem ist die Antikörperantwort – also das Ausbilden des Impfschutzes – gerade bei Kindern unter zwei Jahren gegen alle Serotypen ohnehin schlecht. Ein weiterer Nachteil der Impfung: Je mehr der Impfschutz gegen bestimmte Serotypen zunimmt, desto stärker können sich andere Serotypen von Pneumokokken sowie andere Keime durchsetzen.

Was die Nebenwirkungen angeht, so führt Prevenar 13® bei bis zu 40 Prozent der Geimpften zu lokalen Reaktionen wie Rötung, Schwellung und Schmerzen an der Einstichstelle. Als sehr häufige Nebenwirkung (≥ 10 Prozent) nennen die Fachinformationen unter anderem verminderten Appetit, Fieber, Reizbarkeit, Schläfrigkeit und mangelhafte Schlafqualität. Häufige Nebenwirkungen (≥ 1 Prozent bis < 10 Prozent) sind Fieber über 39 Grad und eingeschränkte Beweglichkeit an der Injektionsstelle, gelegentliche (≥ 0,1 Prozent bis 1 Prozent) Nebenwirkungen sind Erbrechen und Durchfall, und selten (≥ 0,01 Prozent bis < 0,1 Prozent) sind Überempfindlichkeitsreaktionen einschließlich Ödemen (Wasseransammlungen) im Gesicht, Atemprobleme (Dyspnoe), Atemkrämpfe, Fieberkrämpfe und Ausschlag. In klinischen Studien kam es sehr häufig auch zu Gelenk- und Muskelschmerzen und anderen Problemen. Nach zeitgleicher Impfung mit einem Sechsfachimpfstoff gab es sogar Todesopfer.

Für bestimmte Risikogruppen (zum Beispiel Menschen ohne Milz, chronisch Kranke) ist die Pneumokokkenimpfung empfehlenswert. Gegen ihren Wert als Massenimpfung aller Kleinkinder und für über 60-Jährige sprechen jedoch die schlechte Wirksamkeit, die zweifelhafte Nachhaltigkeit der Impfung sowie die Menge an Nebenwirkungen. Für ältere Kinder und die Erwachsenen mittleren Alters ist keine Impfung vorgesehen. (Siehe Impfkalender, S. 133).

Meningokokken

Meningokokkenerkrankungen werden durch Bakterien der Gattung Neisseria meningitidis (Meningokokken) verursacht. Meningokokken sind in etwa 10 Prozent der Menschen im Nasen-Rachen-Raum nachweisbar, ohne dass sie Krankheitszeichen hervorrufen. In den Industrieländern treten Meningokokkenerkrankungen nur noch als Einzelerkrankung oder allenfalls in Form von kleineren Ausbrüchen auf. Betroffen sind etwa sechs von 1 Million Deutschen, wobei die meisten Erkrankungen im ersten und zweiten Lebensjahr auftreten (>10/1 Millionen).

Eine Infektion kommt fast ausschließlich bei engem Körperkontakt durch Übertragung von Rachen- oder Nasensekret seitens eines Keimträgers oder Erkrankten auf, etwa beim Küssen. Die Inkubationszeit beträgt im Normalfall drei bis vier Tage (Variation: zwei bis zehn).

Etwa 47 Prozent der Meningokokkenerkrankungen zeigen sich als Hirnhaut-entzündung (Meningitis), rund 43 Prozent als Sepsis (Blutvergiftung), von denen 10 bis 15 Prozent als schwere Sepsis mit häufiger Todesfolge auftreten. Seltener sind Lungenentzündung (6 Prozent), Mittelohrentzündung (1 Prozent), eine entzündliche Gelenkerkrankung (2 Prozent) und Kehldeckelentzündung (0,3 Prozent).

Die Krankheit beginnt meist mit unspezifischen Symptomen wie Kopf-schmerzen, Fieber, Schüttelfrost, Schwindel und schwerstem Krankheitsgefühl.

Vor allem bei der septischen Form zeigen sich rote Flecken mit stecknadel-kopfgroßen Einblutungen in die Haut oder auch großflächigere Hautein-blutungen. Im Falle einer Meningitis kommen Erbrechen und Nackensteife hinzu. Bei Säuglingen und Kleinkindern sind die Symptome oft weniger deutlich und von Fieber, Erbrechen, Reizbarkeit oder auch Schläfrigkeit, Krämpfen, Aufschreien sowie einer vorgewölbten oder harten Fontanelle geprägt.

Bei 10 bis 20 Prozent der Erkrankten kommt es zu Komplikationen. Im Falle einer Hirnhautentzündung sind dies psychosomatische Entwicklungs-störungen, Hirnnervenlähmungen, halbseitige Lähmung (Hemiplegie), Krampfanfälle, Wasserkopf (Hydrozephalus), Einschränkungen des Intellekts, Lernschwierigkeiten sowie Schädigungen des Innenohrs mit anschließender Taubheit. Im septischen Verlauf der Erkrankung kann es zum Absterben von Gewebe kommen, was eine Amputation der betroffenen Gliedmaßen notwendig machen kann.

Für Kinder ab dem vollendeten zweiten Lebensmonat stehen in Deutschland verschiedene Impfstoffe zur Verfügung (NeisVac-C™; Meningitec®; Menjugate® Kit), die allesamt nur gegen die in Deutschland selteneren Meningokokken der Gruppe C immunisieren. Erst ab dem vollendeten zweiten Lebensjahr darf Mencevax® ACWY eingesetzt werden, das auch gegen andere Meningokokken-gruppen immunisiert, ebenso wie Menveo, das erst ab elf Jahren angewandt werden darf.

Wie schon erwähnt, treten die meisten Meningokokkenerkrankungen in der Altersgruppe bis zum zweiten Lebensjahr auf. Da die Grundimmunisierung ab dem vollendeten zwölften Lebensmonat jedoch nur mit einem Impfstoff ausschließlich gegen die selteneren Meningokokken der Gruppe C möglich ist, ist der Erfolg der Impfung entsprechend gering. Dies wird sofort klar, wenn man sich die Zahlen der an Meningokokken Verstorbenen anschaut. So starben 70,9 Prozent davon an Meningokokken der Gruppe B und nur 22,1 Prozent an Meningokokken der Gruppe C – nicht weil die Impfung so wirksam gewesen wäre, sondern weil C-Meningokokken hierzulande so selten sind.

Werfen wir am Beispiel des Impfstoffs Menjugate® Kit noch einen Blick auf die möglichen Nebenwirkungen. In allen Altersgruppen sehr häufig

(≥ 10 Prozent) treten Rötung, Schwellung und Schmerzen an der Einstichstelle auf, häufig (≥ 1 bis < 10 Prozent) Fieber. Bei Säuglingen und Kleinkindern sehr häufig sind Reizbarkeit, Schläfrigkeit, Schlafstörungen, Erbrechen, Durchfall und Appetitlosigkeit. Bei älteren Kindern und Erwachsenen kommen häufig Übelkeit, Muskelschmerzen, Gelenkschmerzen, Unwohlsein und Kopfschmerzen vor. Über die genannten Nebenwirkungen hinaus erbrachten Anwendungsbeobachtungen für alle Altersgruppen folgende unerwünschte Wirkungen: Schwindel, Erbrechen, Durchfall, verschiedene Formen von Hautausschlag, Juckreiz, Lymphknotenschwellungen, Kreislaufprobleme, Fieberkrämpfe, Ohnmachtsanfälle und Missempfindungen.

Obgleich Meningokokkeninfektionen lebensbedrohlich sind und einer schnellstmöglichen antibiotischen und intensivmedizinischen Betreuung bedürfen, erscheint eine Impfung im zweiten Lebensjahr aufgrund der geringen Wirksamkeit und der nicht unbeträchtlichen Nebenwirkungen wenig sinnvoll zu sein. Bei älteren Kindern und Erwachsenen ist eine Impfung empfehlenswert bei bestimmten Grunderkrankungen (angeborenen oder erworbenen Immundefekten), für gefährdetes Laborpersonal und bei Reisen in Länder, in denen Meningokokkenerkrankungen besonders häufig sind (zum Beispiel Äthiopien oder Senegal).

Masern

Die Masern sind eine hochgradig ansteckende Viruserkrankung (Kontagionsindex nahe 1, siehe S. 81). In Deutschland treten nur noch regional und zeitlich begrenzte Ausbrüche auf. Pro Jahr werden dem RKI weniger als 1000 Fälle gemeldet, wobei seit 2006 ein Anstieg der Erkrankungshäufigkeit ab dem zehnten Lebensjahr zu beobachten ist. Bei Kindern unter einem Jahr treten 7,3 Erkrankungsfälle je 100 000 Kinder auf. Man kann jedoch davon ausgehen, dass es deutlich mehr Masernfälle gibt, da nicht alle Erkrankten zum Arzt gehen und nicht jede behandelte Masernerkrankung gemeldet wird. Das Masernvirus wird durch Einatmen von infektiösen Tröpfchen beim Sprechen, Husten oder Niesen übertragen. Die Viren können sich noch bis zu zwei Stunden als Aerosol in der Luft befinden, nachdem ein Masernkranker den Raum verlassen hat.

Die Inkubationszeit beträgt bis zum Ausbruch der ersten Symptome acht bis zehn Tage, bis zum Ausbruch des typischen Masernausschlags rund 14 Tage. Masernkranke sind bereits fünf Tage vor dem Auftreten des Hautausschlags ansteckend, am stärksten unmittelbar nach dem Auftreten des Ausschlags. Etwa vier Tage, nachdem sich der Ausschlag gezeigt hat, ist die Ansteckungsgefahr vorüber.

Die Erkrankung beginnt mit Fieber, allgemeinem Krankheitsgefühl, Schnupfen, Bindehautentzündung und Husten. Oft zeigen sich an der Wangenschleimhaut weiße, kalkspritzerartige Flecken, die sogenannten Koplik'schen Flecken. Etwa am dritten Tag nach dem Auftreten der ersten Symptome sinkt das Fieber plötzlich, steigt aber am Folgetag mit Beginn des Hautausschlags erneut stark an. Drei bis vier Tage nach Auftreten des Ausschlags klingen die Symptome ab, sodass die Erkrankung vom Ausbruch des Ausschlags an nach etwa einer Woche vorüber ist. Eine durchgemachte Masernerkrankung führt zu einer lebenslangen Immunität.

Die Maserninfektion führt zu einer vorübergehenden, etwa sechs Wochen dauernden Immunschwäche. In dieser Zeit kommt es bei etwa 30 Prozent der Masernkranken zu Komplikationen, die durch eine zusätzliche bakterielle oder Vireninfektion hervorgerufen werden. Mit 8 Prozent am häufigsten tritt eine Durchfallerkrankung auf, in 7 Prozent der Fälle eine Mittelohrentzündung und in 6 Prozent der Fälle eine Lungenentzündung. Als Komplikation besonders gefürchtet ist eine Gehirnentzündung (postinfektiöse Enzephalitis), die bei etwa 0,1 Prozent der Masernkranken auftritt. Diese zeigt sich meist vier bis sieben Tage nach Auftreten des Hautausschlags mit Fieber, Kopfschmerzen und Bewusstseinsstörungen bis hin zum Koma. Eine solche Hirnentzündung verläuft in 10 bis 20 Prozent der Fälle tödlich und führt bei 20 bis 30 Prozent zu bleibenden Schäden. Auf 10 000 bis 20 000 Masernfälle gibt es circa eine Komplikation mit tödlichem Ausgang. In Deutschland gab es seit dem Jahre 2000 pro Jahr ein bis zwei Todesfälle durch Masern, im Jahre 2007 keinen.

Vielleicht wundern Sie sich jetzt darüber, dass ich Ihnen auf Seite 26 von jährlich rund 160 000 Todesopfern weltweit erzählt habe, während hierzulande das Risiko so gering ist. Dies ist in erster Linie auf den unzureichenden Ernährungszustand in den Entwicklungsländern zurückzuführen. Schlechte soziale und medizinische Verhältnisse, Unterernährung und Vitamin-A-Mangel erhöhen dort das Sterberisiko durch Masern um mindestens das 400-Fache: 98 Prozent aller Maserntodesfälle ereignen sich in Entwicklungsländern.

Gegen die Masern selbst gibt es keine spezifische Therapie; Bettruhe und in der akuten Krankheitsphase eventuell fiebersenkende Medikamente oder Hustenmittel reichen völlig aus, um die Krankheit abklingen zu lassen. Kommt es allerdings zu zusätzlichen bakteriellen Infektionen (Mittelohrentzündung, Lungenentzündung), so ist eine Therapie mit Antibiotika das Mittel der Wahl. Wer einmal die Masern durchgemacht hat, scheint vor verschiedenen Krankheiten besser geschützt zu sein. So leiden einmal an Masern erkrankte Kinder seltener unter allergischen Krankheiten wie Hausstaubmilbenallergie und Neurodermitis. Bekannt ist auch, dass Masern zum Abheilen chronischer Erkrankungen wie der Schuppenflechte oder Nierenerkrankungen führen können. Zudem führt das Durchmachen von Masern, Mumps und Röteln offenbar zu einem geringeren Krebsrisiko. In Entwicklungsländern senken Masern auf lange Sicht das Risiko für Parasitenbefall und Malaria.

Für die Masernimpfung, die von der STIKO einmal vom 11. bis 14. und nochmals vom 15. bis 23. Lebensmonat empfohlen wird, stehen ein Monoimpfstoff, der nur gegen Masern impft (Masern-Impfstoff Mérieux®) und mehrere Mehrfachimpfstoffe gegen Masern-Mumps-Röteln (zum Beispiel Priorix®) zur Verfügung.

Insgesamt betrachtet ist die Masernimpfung ausgesprochen wirksam, abzulesen an den Fallzahlen in Ländern mit Massenimpfungen. In Finnland beispielsweise gibt es fast keine Masern mehr, und auch in Deutschland sind Masern ausgesprochen selten (siehe oben). Dennoch sind keineswegs alle Geimpften immun. 5 bis 10 Prozent der Geimpften sind nach der ersten Impfung sogenannte Impfversager, die trotz teilweise vorhandener Antikörper keinen wirksamen Impfschutz aufgebaut haben. Aus diesem Grunde wurde in den 1990er-Jahren die zweite Impfung eingeführt, die aber auch keinen hundertprozentigen Schutz bietet, sondern maximal 95 Prozent. Zudem geht der Impfschutz im Laufe der Jahre weiter zurück. Eine Untersuchung an 160 niederländischen Studenten (17 bis 23 Jahre) aus dem Jahre 2007 ergab, dass von jenen Studenten, die in ihrer Kindheit nur eine MMR-Impfung (Masern-Mumps-Röteln) erhalten hatten, nur knapp 59 Prozent Antikörper gegen Masern in ihrem Blut hatten. Selbst bei jenen Studenten, die zweimal geimpft worden waren, betrug der Anteil nur 77 Prozent. Man spricht in diesem Zusammenhang von »sekundärem Impfversagen«.

Zu Zeiten ohne Masernimpfung vermittelten Mütter ihren Babys einen sogenannten Nestschutz. Dadurch, dass sie selbst irgendwann – meist im Kindergartenalter – die Masern durchgemacht hatten und im Laufe des Lebens immer wieder mit Masern in Kontakt kamen, gaben sie noch im Mutterleib über die Plazenta Antikörper gegen die Masern an ihr Kind weiter, das dadurch für ein paar Monate geschützt war. Das ist heute nicht mehr der Fall, weder wenn die Mutter geimpft wurde, noch wenn sie selbst die Masern durchgemacht hat, einfach weil sie vermutlich nie wieder mit dem Masernvirus in Kontakt kam und so ihren Schutz nicht erneuern konnte. Aus diesem Grunde verschiebt die Massenimpfung gegen Masern den Zeitpunkt der Erkrankung in das erste Lebensjahr, wenn der Impfschutz noch nicht greift, und ins Erwachsenenalter, wenn der Impfschutz nachlässt. Und gerade bei diesen beiden Gruppen – Säuglingen und Erwachsenen – liegt die Komplikationsrate besonders hoch.

Was die Nebenwirkungen der Impfung angeht, so tritt bei 5 bis 15 Prozent der Geimpften meist zwischen dem 7. und 14. Tag nach der Impfung Fieber auf. Bei 3 bis 5 Prozent der Geimpften zeigt sich neben Fieber auch ein allgemeines Krankheitsgefühl, eventuell begleitet von Hautausschlag. Bei zwei von 1000 Geimpften kommt es zu Fieberkrämpfen, die jedoch wesentlich häufiger bei einer Masernerkrankung auftreten. Schwere allergische Reaktionen zeigt einer von 65 000 Impflingen. Eine häufige Begleiterscheinung der Masern zeigt sich auch bei einem von 22 000 Geimpften: punktförmige Haut- oder Schleimhautblutungen (thrombozytopenische Purpura). Bei acht von 100 000 Geimpften entsteht eine vorübergehende Störung der Kleinhirnfunktion mit Störungen der Bewegungsabläufe, etwa beim Gehen oder Greifen. Darüber hinaus kann es in seltenen Fällen (circa 1 : 1 000 000) zu einer akuten Hirnentzündung kommen.

Die Masern sind also eine durchaus ernst zu nehmende Krankheit mit möglichen schweren Komplikationen, die Eltern vor die wichtige Frage stellt, ob sie ihrem Kind den nicht vollständigen und auf Dauer weiter nachlassenden Schutz durch die zweimalige Impfung mit auf den Weg geben wollen oder ob sie ihm die Möglichkeit eröffnen wollen, eine Masernerkrankung durchzumachen und so einen lebenslangen Schutz zu erreichen. Für die erste Variante kann man dem Schema der STIKO folgen (erste Impfung 11. bis 14. Monat, zweite Impfung 15. bis 23. Monat) oder auch erst impfen lassen, bevor das Kind in den Kindergarten kommt und damit einer erhöhten Ansteckungsgefahr ausgesetzt ist. Wer sich für die zweite Variante entscheidet, sollte sein Kind jedoch – so es die Masern bis dahin nicht durchgemacht hat – spätestens mit zehn Jahren impfen lassen, da mit steigendem Alter die Komplikationsrate ansteigt.

Mumps

Mumps ist eine Virusinfektion, die über die Luft durch Tröpfcheninfektion, seltener auch durch Gegenstände erfolgt, die mit dem Speichel Infizierter in Berührung gekommen sind. Die Inkubationszeit beträgt 14 bis 18 Tage (Variation: 15 bis 25), wobei die Ansteckungsgefahr zwei Tage vor bis vier Tage nach dem Erkrankungsbeginn am größten ist. Etwa 20 Prozent der Mumpsinfektionen verlaufen, ohne dass sie bemerkt werden. In weiteren 40 bis 50 Prozent der Fälle zeigen sich lediglich unspezifische Symptome wie Mattigkeit, Kopfschmerzen und leichtes Fieber oder ausschließlich Symptome eines grippalen Infekts.

Typisch für die Vollform von Mumps sind die geschwollenen Ohrspeicheldrüsen – ein oder beidseitig – und manchmal auch eine Schwellung der Unterkieferspeicheldrüsen oder der Unterzungenspeicheldrüse in Begleitung mit leichtem Fieber. Bei etwa jedem zweiten Patienten kommt es durch Entzündungszellen in der Rückenmarksflüssigkeit zu einer symptomlosen, nicht bakteriellen Hirnhautentzündung. Bei bis zu 15 Prozent der Patienten zeigt sich die Hirnhautentzündung mit Kopfschmerzen und Nackensteife, heilt jedoch in drei bis zehn Tagen folgenlos ab. Die symptomlose oder symptomatische Hirnhautentzündung tritt bei jedem zweiten Mumpserkrankten sogar ohne Beteiligung der Speicheldrüsen auf. Die Hirnhautentzündung kann in Verbindung mit einer Entzündung des Hörnervs und des Labyrinths im

Innenohr in sehr seltenen Fällen eine Innenohrschwerhörigkeit nach sich ziehen (1 : 10.000). Weniger als zwei von 100 000 Infizierten entwickeln eine Gehirnentzündung, die in 50 Prozent der Fälle zu einem Dauerschaden führt. Diese Komplikation ist unter Kindern seltener, unter Erwachsenen häufiger. Weitere sehr seltene Komplikationen, die erst bei einer Erkrankung nach der Pubertät auftreten, sind die Hodenentzündung bei Jungen/Männern, die Eileiterentzündung bei Mädchen/Frauen und bei beiden Geschlechtern eine Entzündung der Bauchspeicheldrüse. Die Hodenentzündung betrifft jeden zweiten nachpubertären Mumpskranken und kann nach der Speicheldrüsenentzündung, gleichzeitig und sogar ganz ohne Speicheldrüsenentzündung auftreten. Sie betrifft in etwa 30 Prozent der Fälle beide Hoden und geht mit Schwellung, Schmerzen, Übelkeit und Erbrechen einher. Bei etwa 50 Prozent der Betroffenen führt die Hodenentzündung zu einem Gewebsschwund. Sterilität aber ist nur selten die Folge.

Eine Eileiterentzündung betrifft etwa 5 Prozent der nachpubertären mumpskranken Mädchen oder Frauen. Für eine mögliche Unfruchtbarkeit durch die Erkrankung gibt es keine Belege.

Die durch eine mögliche Bauchspeicheldrüsenentzündung hervorgerufene Blutzuckererhöhung ist vorübergehender Natur. Es wurden bereits Einzelfälle gemeldet, in denen nach einer Mumpserkrankung ein Diabetes Typ 1 (insulinpflichtige Zuckerkrankheit) aufgetreten ist. Ein ursächlicher Zusammenhang konnte bisher jedoch nicht bewiesen werden. Andere sehr seltene Komplikationen sind Gelenkschmerzen, Arthritis und entzündliche Nierenerkrankungen. Tritt die Mumpserkrankung bei Schwangeren auf, so kann sie – besonders während des ersten Trimesters der Schwangerschaft – zu einer spontanen Fehlgeburt, nicht jedoch zu Missbildungen führen.

Für die Impfung gegen Mumps stehen keine Monopräparate zur Verfügung. Eine Impfung gibt es deshalb nur in der Kombination Masern-Mumps-Röteln (MMR) oder Masern-Mumps-Röteln-Windpocken. Die Wirkung der Mumpsimpfung ist schwach. So kam es schon zu Mumpsausbrüchen unter Schulkindern, von denen über 95 Prozent geimpft waren. Ähnliches gilt für Erwachsene. Die bereits erwähnte Studie an 160 niederländischen Studenten (siehe S. 148) zeigte, dass nur knapp 56 Prozent der einmal Geimpften und 67 Prozent der zweimal Geimpften Antikörper im Blut aufwiesen. So ist es kein Wunder, dass es im Frühjahr 2006 in den USA zu einer Mumpsepidemie mit 2500 Erkrankten kam – die meisten der Betroffenen waren zweimal geimpfte Collegestudenten.

Da die Mumpsimpfung zusammen mit der Masernimpfung vorgenommen wird, sind die möglicherweise auftretenden Komplikationen die der auf Seite 147 geschilderten. Mumpsspezifisch sind hier noch zu nennen: meist einseitige und schmerzhafte Hodenschwellung bei einer von 1 Million Impfungen, die folgenlos abheilt, Speicheldrüsenentzündung bei einer von 2,5 Millionen Impfungen und gutartige, das heißt folgenlose Hirnhautentzündung bei einer von 1 Million Impfungen.

Weil Mumps nahezu verschwunden ist, besteht kaum die Chance, diese fast immer harmlose Kinderkrankheit im Kindesalter durchzumachen. Und da Mumps jedoch nach der Pubertät ernsthafte Komplikationen nach sich ziehen kann, ist eine Impfung spätestens zur Pubertät sinnvoll. Es bietet sich an, die Mumpsimpfung zusammen mit der Masernimpfung vor dem Beginn der Kindergarten- oder Schulzeit vorzunehmen. Man sollte sich allerdings darüber im Klaren sein, dass auch die zweimalige Impfung eine Ansteckung im Erwachsenenalter – mit entsprechend höherer Komplikationsrate – nicht in allen Fällen verhindert.

Röteln

Das Rötelnvirus ist für Kinder völlig harmlos und zeigt sich nach einer Inkubationszeit von 14 bis 21 Tagen im klassischen Fall mit den Symptomen eines grippalen Infekts, Lymphknotenschwellung und einem kleinfleckigen, manchmal juckenden Hautausschlag, der im Gesicht beginnt und sich über Körper und Extremitäten ausbreitet. Ansteckungsgefahr besteht bereits eine Woche vor dem Ausbruch des Hautausschlags bis zu einer Woche nach dem Auftreten. Etwa 50 Prozent der Rötelninfektionen verlaufen während der Kindheit symptomlos, vermitteln jedoch eine lebenslange Immunität.

Treten die Röteln erst im Erwachsenenalter auf, so zeigen sich bei bis zu 70 Prozent der weiblichen Patienten – selten bei Männern oder Kindern – Gelenkschmerzen oder eine Gelenkentzündung, meist an den Fingern, Handgelenken oder Knien. Weitere mögliche Komplikationen, die mit zunehmendem Alter häufiger auftreten, sind: Bronchitis, Ohrentzündung, Gehirnentzündung, Herzmuskel- und Herzbeutelentzündung.

Das eigentliche Problem bei den Röteln aber ist das Risiko für Embryos im Mutterleib, deren Mutter während der Schwangerschaft an Röteln erkrankt. Dies kann eine Fehlgeburt oder schwere Missbildungen des Kindes zur Folge haben. Erkrankt die werdende Mutter an Röteln, so ist das Risiko für eine solche Embryopathie mit bis zu 90 Prozent in den ersten acht Schwangerschaftswochen am höchsten. Im mittleren Schwangerschaftsdrittel erkranken 25 bis 35 Prozent der Embryos, nach dem vierten Schwangerschaftsmonat noch 3 bis 5 Prozent.

In Ländern ohne Rötelnimpfung liegt die Immunität infolge einer in der Kindheit durchgemachten Rötelninfektion bei deutlich über 90 Prozent der Frauen im gebärfähigen Alter. Wir wären in Deutschland besser dran, hätte man in Sachen Impfung einen anderen Weg als den beschrittenen eingeschlagen. Hätte man auf die allgemeine Impfung verzichtet und alle jungen Frauen auf ihren Antikörperstatus hin überprüft – also ob sie bereits die Röteln durchgemacht haben oder nicht – und anschließend die nicht Immunen gegen Röteln geimpft, so gäbe es die heutigen Probleme nicht. Der Schweizer Kanton Uri hat auf diesem Wege einen Immunschutz bei 18- bis 23-jährigen Frauen von 96,5 Prozent erreicht. Hierzulande muss heute permanent eine hohe Durchimpfungsrate von deutlich über 90 Prozent erzeugt werden, um Schwangere vor einer Ansteckung zu schützen. Die bei uns übliche Rötelnimpfung – von der STIKO als zweimalige Impfung von 11 bis 14 und nochmals von 15 bis 23 Monaten empfohlen – dient also nicht dem Schutz der geimpften Kinder selbst, sondern dem der nächsten Generation.

Die Rötelnimpfung ist als Monoimpfung (Rötelnimpfstoff HDC Mérieux®), in der Dreierkombination mit Masern und Mumps (MMR, zum Beispiel Priorix®) oder als Vierfachimpfstoff mit Masern, Mumps und Windpocken (zum Beispiel Priorix-Tetra®) zugelassen.

In den Fachinformationen zu dem Monoimpfstoff Rötelnimpfstoff HDC Mérieux® sind folgende Nebenwirkungen als häufig (≥ 1 Prozent bis < 10 Prozent) aufgeführt: Lymphknotenschwellung, Kopfschmerzen, Magen-Darm-Störungen, grippeähnliche Symptome wie Fieber, Schweißausbrüche,

Schüttelfrost, Abgeschlagenheit, Kreislaufreaktionen, Entzündungen der Schleimhäute und rötelnähnlicher Ausschlag. Als sehr häufig (≥ 10 Prozent) bei Erwachsenen nennen die Fachinformationen Gelenkschmerzen, entzündliche Gelenkerkrankungen und Muskelschmerzen. Bei Kindern treten diese Nebenwirkungen hingegen selten (≥ 0,01 Prozent bis < 0,1 Prozent) auf.

Für die Dreifachimpfung gelten die gleichen Nebenwirkungen, wie sie auch bei Masern (siehe S. 149) genannt wurden. Martin Hirte führt in *Impfen – Pro & Contra* zudem eine dänische Untersuchung an, derzufolge die Dreifachimpfung (MMR) das Risiko, bis zum Alter von 14 Jahren an einer Neurodermitis zu erkranken, um fast das Doppelte erhöht.

Zusammenfassend lässt sich feststellen, dass ungeimpfte Mädchen aufgrund der hohen Durchimpfungsrate hierzulande kaum die Chance haben, bis zum gebärfähigen Alter eine natürliche Rötelninfektion durchzumachen und damit lebenslange Immunität zu gewinnen. Es ist deshalb wichtig, dass Mädchen bis zur Pubertät geimpft werden, wobei sich mit einer zweimaligen Impfung der beste Schutz erzielen lässt.

Windpocken

Die durch das Varicella-zoster-Virus (VZV) hervorgerufenen Windpocken sind eine harmlose Kinderkrankheit, die in den meisten Fällen mild verläuft und in 99,99 Prozent der Fälle komplikationslos ausheilt. Das Windpockenvirus ist höchst ansteckend (Kontagionsindex nahe 1) und wird über die Luft durch virushaltige Tröpfchen verbreitet, die beim Atmen oder Husten ausgeschieden werden. Die Inkubationszeit liegt im Regelfall bei 14 bis 16 Tagen (Variation: 8 bis 28), wobei die Ansteckungsgefahr bereits ein bis zwei Tage vor dem Auftreten des Hautausschlags bis etwa eine Woche nach dem Auftreten der letzten Bläschen besteht. Die Erkrankung beginnt mit juckendem Hautausschlag und Fieber selten über 39 Grad Celsius. Der Ausschlag zeigt sich zuerst am Rumpf und im Gesicht und kann sich rasch auf andere Körperteile, die Schleimhäute sowie behaarte Körperpartien ausbreiten. Bei kleinen Kindern weist der Hautausschlag meist weniger Bläschen auf als bei Erwachsenen. Während der Ausschlag im Normalfall folgenlos abheilt, können durch starkes Kratzen oder zusätzliche bakterielle Infektionen Narben zurückbleiben.

Nach dieser häufigsten Komplikation – einer bakteriellen Infektion der Bläschen – zeigt sich bei 20 Prozent der im Erwachsenenalter Erkrankten eine Lungenentzündung, die bei Kindern jedoch deutlich seltener ist. Bei 1,7 von 100 000 windpockenkranken Kindern kommt es zu einer meist gutartigen Gehirnentzündung, die zu vorübergehenden Bewegungsstörungen führen kann. Bei Erwachsenen ist die Gehirnentzündung mit 15 von 100 000 Erkrankten deutlich häufiger.

In seltenen Fällen kann es durch eine Windpockeninfektion zu Todesfällen kommen. Dies betrifft etwa einen von 100 000 Erkrankten der Altersgruppe 1 bis 14 Jahre, 2,7 auf 100 000 bei 15- bis 19-Jährigen und 25,2 auf 100 000 der 30- bis 49-Jährigen. Erwachsene machen nur 5 Prozent aller Windpockenfälle aus, jedoch schätzungsweise 35 Prozent der Todesfälle.

Die schwerwiegendste Komplikation betrifft Schwangere beziehungsweise deren Fötus. Eine Windpockeninfektion zwischen der 13. und 20. Schwangerschaftswoche führt beim Ungeborenen in etwa 2 Prozent der Fälle zu Hirnschäden, Missbildungen, Augenschäden oder zum Tode. Zwischen der 21. Woche und der Woche vor der Geburt besteht für das Kind keine Gefahr. Erneut gefährlich für das Kind wird es, wenn die Mutter fünf Tage vor der Geburt bis zu zwei Tage nach der Geburt an Windpocken erkrankt. Ist dies der Fall, erkrankt das Kind sehr schwer, bis zu 30 Prozent der betroffenen Kinder sterben. Das größte Risiko besteht, wenn sich Neugeborene zwischen dem fünften und zwölften Lebenstag mit Windpocken infizieren.

Windpockenviren verbleiben nach der Erkrankung oft lebenslang in Zellen des Nerven- oder Immunsystems und können im späteren Leben als Gürtelrose (Herpes zoster) erneut Probleme bereiten. Eine Gürtelrose kann zum Beispiel durch Vergiftungen, Infektionskrankheiten, Krebs, Immunschwäche oder als Altersfolge ausgelöst werden. Sie zeigt sich durch einen schmerzhaften, streifenförmigen Hautausschlag mit Blasen auf einer Körperseite. Auch bei Kindern kann bereits eine Gürtelrose auftreten, vor allem, wenn sie die Windpocken bereits im ersten Lebensjahr durchgemacht haben. Der Verlauf ist jedoch meist wesentlich milder als bei Erwachsenen.

Die STIKO empfiehlt eine Impfung gegen die Windpocken als Standardimpfung zwischen 11 und 14 Monaten und eine zweite zwischen 15 und 23 Monaten, und darüber hinaus für alle Ungeimpften eine zweimalige

Dosis zwischen dem 9. und 17. Lebensjahr. Zur Verfügung stehen ein Monoimpfstoff (Varilrix®, Varivax®) sowie ein Vierfachimpfstoff gegen Masern, Mumps, Röteln und Windpocken (Priorix-Tetra®).

Werfen wir einen Blick auf die Nebenwirkungen. Bei dem Monopräparat der Firma Sanofi Pasteur (Varivax®) wird in den Fachinformationen als sehr häufige Nebenwirkung (≥ 10 Prozent) Fieber genannt. Als häufige Nebenwirkung (≥ 1 Prozent bis < 10 Prozent) tauchen Infektionen der oberen Atemwege, Ausschlag, Reizbarkeit und schmerzhafte Schwellung an der Impfstelle auf. Gelegentlich kommt es dieser Quelle zufolge unter anderem zu Kopfschmerzen, Schläfrigkeit, Bindehautentzündung, Husten, Schnupfen, Appetitlosigkeit, Grippe, Mittelohrentzündung und anderen viralen Entzündungen, Durchfall, Erbrechen, verschiedenen Hautentzündungen und Schlafstörungen.

Die Anwendungsbeobachtungen nach Markteinführung weisen unter anderem auch genau jene Symptome auf, die ich bereits als Komplikationen bei einer echten Windpockeninfektion genannt habe: Bewegungsstörungen, Gehirnentzündung, Lungenentzündung und Gürtelrose. In den Fachinformationen weist der Hersteller nicht ohne Bedacht darauf hin, dass »diese ausgewiesenen unerwünschten Ereignisse, die nach Verabreichung des Varizellen-Lebendimpfstoffs (Stamm Oka/Merck) berichtet wurden, [...] auch nach einer Infektion mit Varicella-Wildtyp auf[treten]. Es finden sich weder in Post-Marketing-Studien noch in Post-Marketing-Erfahrungsberichten [...] Hinweise darauf, dass diese unerwünschten Ereignisse nach einer Impfung häufiger auftreten als bei einer Erkrankung durch den Varicella-Wildtyp«, also durch das natürliche Windpockenvirus.

Die Wirkdauer der Windpockenimpfung wird auf sechs bis zehn Jahre geschätzt. Allerdings sinkt die Wirksamkeit von im ersten Jahr 97 Prozent auf 84 Prozent nach einem Jahr. Nach drei Jahren ist das Erkrankungsrisiko schon wieder doppelt so hoch wie bei Frischgeimpften, sodass im Verlauf von acht Jahren nach der Impfung 60 Prozent der Geimpften dennoch die Windpocken durchmachen. Vermutlich wegen des häufigen Kontakts mit Windpockenkranken kann die Wirksamkeit bei Kindergartenkindern sogar auf nur 40 Prozent sinken.

Zusammenfassend lässt sich feststellen, dass es in Anbetracht der bescheidenen Wirksamkeit der Impfung, der zahlreichen Nebenwirkungen und der Tatsache, dass die Impfung mögliche Windpockenerkrankungen in ein höheres Alter mit entsprechend mehr Komplikationen verschiebt, wünschenswert wäre, wenn alle Kinder die Windpocken bereits im Kindergartenalter auf natürliche Weise durchmachen würden. Für bestimmte Risikogruppen – zum Beispiel Beschäftigte im Gesundheitsbereich oder in Kindergärten, Patienten mit schwerer Neurodermitis oder Immungeschwächte – ist eine Impfung meist sinnvoll. Jugendliche und Erwachsene, insbesondere Frauen mit Kinderwunsch, sollten ihre Antikörper bestimmen lassen und eine Impfung in Betracht ziehen.

Humanes Papillomavirus (HPV)

Das Humane Papillomavirus (HPV) ist verantwortlich für die häufigste sexuell übertragbare Infektion. Bereits zwei Jahre nach dem ersten Sexualkontakt lässt sich das Virus bei jeder dritten Frau nachweisen. In den USA fand man HPV bei 25 Prozent der 14- bis 19-Jährigen, bei 45 Prozent der 20- bis 24-Jährigen und bei etwa 25 Prozent der 25- bis 49-jährigen Frauen, wobei die Infektionsrate mit höherem Lebensalter weiter abnimmt. Meist verläuft die HPV-Infektion symptomlos und klingt in mehr als 90 Prozent der Fälle spontan ab.

Mindestens 30 verschiedene HPV-Typen können den weiblichen Genitaltrakt befallen, wobei derzeit 16 Typen als Hochrisiko-Typen gelten, die Zellveränderungen und eventuell Gebärmutterhalskrebs (Zervixkarzinom) auslösen können. HPV Typ 16 ist für schätzungsweise 50 Prozent der Fälle von Gebärmutterhalskrebs verantwortlich, die Typen 16 und 18 zusammen für etwa 70 Prozent.

Bei Frauen bis zum 45. Lebensjahr ist Gebärmutterhalskrebs der zweithäufigste Tumor, der jedoch nur 1,8 Prozent der Krebstodesfälle bei Frauen ausmacht. Derzeit sterben in Deutschland jährlich knapp 1600 Frauen an Gebärmutterhalskrebs, die Tendenz ist fallend. Zum Vergleich: An Brustkrebs sterben jährlich knapp 17 000 Frauen, an Krebs allgemein knapp 100 000. Das Risiko für Frauen, irgendwann in ihrem Leben an Gebärmutterhalskrebs zu erkranken, beträgt 0,9 Prozent, daran zu sterben 0,3 Prozent.

Seit Anfang der 1970er-Jahre wird Frauen ab dem 20. Lebensjahr jährlich der sogenannte PAP-Test zur Krebsfrüherkennung angeboten, bei dem ein Abstrich aus dem Gebärmutterhals genommen und auf mögliche Veränderungen hin untersucht wird. Seit Einführung dieses Tests gingen in Deutschland sowohl die Erkrankungsraten als auch die Sterblichkeit am Gebärmutterhalskrebs um 60 Prozent zurück. In anderen Ländern – England, Schweden, Niederlande –, in denen Vorsorgeuntersuchungen effektiver organisiert sind, sank das Risiko für Gebärmutterhalskrebs bei den Teilnehmerinnen sogar um über 90 Prozent. Seit Juli 2007 empfiehlt die STIKO die HPV-Impfung für alle Mädchen im Alter von 12 bis 17 Jahren. Dafür stehen heute zwei Impfstoffe zur Verfügung: Cervarix®, der gegen die HPV-Typen 16 und 18 schützen soll, sowie Gardasil® gegen HPV 6, 11, 16 und 18.

Im Jahre 2009 hagelte es Kritik an der Entscheidung der STIKO, die HPV-Impfung in den Katalog der empfohlenen Impfungen aufzunehmen. Im Kern geht es bei den Vorwürfen darum, dass die STIKO die Impfungen ohne belastbare Studienbasis empfiehlt. Im Klartext: Es ist keineswegs belegt, dass die Impfung hält, was sie verspricht. Zudem ist die Impfung weniger wirksam, wenn sich junge Frauen bereits mit HPV infiziert haben. Fachleute stellen deshalb die Forderung auf, dass, wenn schon geimpft werden soll, dann doch schon 11-Jährige in die Impfungen einbezogen werden sollten, nicht erst 12- bis 17-Jährige, wie in den aktuellen Empfehlungen vorgesehen. Ein weiterer Punkt: Geimpfte könnten sich zu sicher fühlen und deshalb zum einen den effektivsten Schutz durch Kondome missachten und zum anderen die nachgewiesenermaßen effektiven Früherkennungsuntersuchungen nicht wahrnehmen. Namhafte Fachgesellschaften – die Deutsche Gesellschaft für Epidemiologie (DGepi), die Deutsche Gesellschaft für Medizinische Informatik, Biometrie und Epidemiologie e.V. (gmds), die Deutsche Gesellschaft für Sozialmedizin und Prävention (DGSMP) und das Deutsche Netzwerk Evidenzbasierte Medizin (DNEbM) – fordern aus den genannten und vielen weiteren Gründen eine ergebnisoffene Neubewertung der Impfempfehlung durch unabhängige Wissenschaftler, »sodass begründete Änderungen des Impfprogramms möglich sind«.

In Anbetracht der nicht geklärten Wirksamkeit und Nachhaltigkeit der Impfung, der Unwirksamkeit der Impfung bei bereits vorliegender HPV-Infektion sowie der nicht unerheblichen Nebenwirkungen – unter anderem Gelenkentzündungen, allergische Reaktionen, vorübergehender Sehverlust, Gesichtsmuskellähmung, Krampfanfälle, Fehlgeburten und kindliche Missbildungen bei der Impfung Schwangerer – lässt sich die HPV-Impfung zum jetzigen Zeitpunkt nicht guten Gewissens empfehlen. Zu empfehlen sind hingegen Safer Sex sowie die Teilnahme an den kostenlosen Früherkennungsuntersuchungen.

Influenza (saisonale Grippe)

Influenza- oder Grippeviren werden unterschieden in die Typen A, B, und C, wobei für den Menschen lediglich die Typen A und B relevant sind. Die Übertragung der Viren erfolgt hauptsächlich über eine Tröpfcheninfektion beim Husten oder Niesen. Gelangen virushaltige Sekrete auf Oberflächen, so können diese auch über den Hand-Mund- oder Hand-Nase-Kontakt übertragen werden.

Die Inkubationszeit der saisonalen – also jahreszeitlich gehäuft auftretenden – Influenza beträgt lediglich ein bis zwei Tage. Vom Beginn der ersten Symptome an sind Erkrankte für vier bis fünf Tage ansteckend, vor allem Kinder auch länger.

Die typischen Symptome der Grippe sind: plötzlicher Erkrankungsbeginn mit Fieber über 38,5 Grad Celsius, trockener Reizhusten, Halsschmerzen und Muskel- und/oder Kopfschmerzen. Weitere mögliche Symptome sind allgemeine Schwäche, Schweißausbrüche, Schnupfen, Übelkeit, Erbrechen oder Durchfall. Bei etwa einem Drittel der Infektionen kommt es zu einem fieberhaften Verlauf, bei einem weiteren Drittel zu einem leichten und bei dem letzten Drittel zu einem Verlauf ohne Grippesymptome. Selten kommt es zu schweren Verläufen, vor allem Lungenentzündungen, die entweder durch das Virus selbst oder durch eine zusätzliche bakterielle Infektion ausgelöst werden. Davon betroffen sind vor allem ältere Personen und Menschen mit Grunderkrankungen wie zum Beispiel chronischen Herz- oder Lungenkrankheiten, Stoffwechselerkrankungen wie Zuckerkrankheit (Diabetes) und Immunschwäche, aber auch Schwangere im fortgeschrittenen Stadium. Auch bei Kindern kann es zu schweren Erkrankungsverläufen kommen. Häufiger ist jedoch lediglich eine Mittelohrentzündung die Folge. Bei ansonsten gesunden Personen ist der Spuk meist ebenso schnell verschwunden wie ein grippaler Infekt (»Erkältung«), nämlich nach ein bis zwei Wochen. Wie bei grippalen Infekten reichen Bettruhe und eventuell Schmerzmittel, Nasentropfen, Hustensaft und Hausmittel wie Wadenwickel aus. Nur in schweren Fällen muss ein Arzt hinzugezogen werden, der bei Vorliegen einer zusätzlichen bakteriellen Infektion ein Antibiotikum verschreiben, ein antivirales Mittel (Tamiflu®, Wirkstoff Oseltamivir; Relenza®, Wirkstoff Zanamivir) verordnen oder in eine Klinik einweisen wird. Untersuchungen zur Effektivität von Oseltamivir und Zanamivir kommen zu dem Schluss, dass die Studienlage äußerst mager und teils widersprüchlich ist, sodass sich derzeit nur sagen lässt, dass sie »mäßig wirksam« sind und dass sie den Studien zufolge Nebenwirkungen haben – Oseltamivir: Übelkeit und Erbrechen; Zanamivir: wahrscheinlich Asthma. Ob die Mittel die Übertragbarkeit der Viren verringern, ist noch ungewiss.

Impfungen gegen die saisonale Influenza werden seitens der STIKO vor allem Personen ab 60 Jahren empfohlen, Schwangeren ab dem zweiten Schwangerschaftsdrittel, Kindern, Jugendlichen und Erwachsenen mit bestimmten Grundleiden wie chronischen Krankheiten der Atmungsorgane (inklusive Asthma und COPD), chronischen Herz-, Kreislauf-, Leber- und Nierenkrankheiten, Diabetes mellitus und anderen Stoffwechselkrankheiten, chronischen neurologischen Krankheiten (zum Beispiel multiple Sklerose), Bewohnern von Alten- und Pflegeheimen und Personen mit erhöhter Gefährdung (zum Beispiel medizinischem Personal). Dabei soll die Impfung, deren Zusammensetzung alljährlich neu auf der Basis der zirkulierenden Grippeviren-Typen festgelegt wird, vorzugsweise in den Monaten Oktober und November erfolgen.

Inwieweit die Grippeimpfung aber tatsächlich wirksam ist, harrt noch der endgültigen Klärung. Bei einer Analyse der bis zum Jahre 2008 durchgeführten Untersuchungen zum Thema kam der weltweit anerkannte Epidemiologe und Impfspezialist Tom Jefferson zu dem Ergebnis, dass Grippeimpfungen bei unter Zweijährigen nicht wirksamer sind als ein Scheinmedikament (Placebo). Nach derselben Untersuchung verringert die Grippeimpfung bei den über Zweijährigen zwar Erkrankungsrisiko und Fehltage in der Schule. Es fehlen aber Beweise, dass weniger Kinder wegen Influenza in die Klinik eingeliefert werden, in der Folge eine Lungenentzündung entwickeln oder an der Influenza sterben.

164

Man sollte annehmen, dass ältere Mitbürger – denen die Impfung ja ausdrücklich empfohlen wird – nachweislich davon profitieren. Jeffersons Untersuchung zufolge aber gibt es nur schwache Belege dafür, dass sie zum Beispiel Älteren in Pflegeeinrichtungen gewisse Vorteile bringt. Dass die Impfung für ältere Mitbürger insgesamt aber Sinn macht, ist Jefferson zufolge wissenschaftlich keinesfalls gesichert.

In einer weiteren Untersuchung aus dem Jahre 2010, die 50 Studien mit mehr als 70 000 gesunden Personen zur Influenzaimpfung genauer unter die Lupe nahm, kommt Tom Jefferson zu einem vernichtenden Urteil. Danach müssten 100 Leute geimpft werden, um eine einzige Influenzainfektion zu verhindern. Bei der Studie kam auch heraus, dass die Impfung weder die Anzahl jener schwer Erkrankten reduziert, die in Kliniken eingeliefert werden müssen, noch die Zahl der Tage, die Erkrankte von der Arbeit fernbleiben müssen. In dieser Publikation gibt Jefferson zudem eine explizite Warnung heraus, die ich ihrer Brisanz wegen hier in Übersetzung wörtlich zitieren möchte:

»Diese Übersichtsarbeit bezieht 15 von 36 Studien ein, die von der Industrie bezahlt wurden (vier hatten keine Erklärung dazu abgegeben). Eine frühere systematische Übersichtsarbeit von 274 Studien zu Influenzaimpfungen aus dem Jahre 2007 zeigte, dass von der Industrie bezahlte Studien in Zeitschriften mit höherem Prestige publiziert und häufiger zitiert wurden als andere Arbeiten, unabhängig von Qualität und Größe der Studien. Die Wahrscheinlichkeit, dass öffentlich finanzierte Studien zu für die Impfung positiven Ergebnissen kamen, war geringer. Die vorliegende Übersichtsarbeit zeigt, dass die Beweislage [für eine Wirksamkeit der Impfungen] dünn ist und dass es Hinweise auf weitreichende Manipulationen der Schlussfolgerungen und berüchtigte Fälschungen der Studien gibt. Der Inhalt und die Schlussfolgerungen dieser Übersichtsarbeit sollten im Lichte dieser Erkenntnisse interpretiert werden.«

Harter Tobak, unterstellt Jefferson hier doch klipp und klar nichts anderes als bewusste Täuschung und Trickserei. Warum hier getäuscht wurde? Weil sich seitens der Pharmaindustrie mit der jährlichen (!) Impfung viel Geld verdienen lässt.

Auch im Jahre 2009 hatte sich Jefferson über Influenzaimpfungen einmal sehr klar und deutlich geäußert: »Es gibt keinen wie auch immer gearteten Beweis, dass Impfstoffe gegen die saisonale Influenza irgendeinen Effekt haben, insbesondere bei Älteren und kleinen Kindern. Kein Beweis für verminderte Krankheitsfälle, Todesfälle, Komplikationen.« Dem, der sich trotz aller Kritik an der Influenzaimpfung dennoch impfen lassen möchte, gibt Martin Hirte (*Impfen – Pro & Contra*) noch zwei Tipps mit auf den Weg: erstens Impfstoffe wie Infectovac® Flu anwenden lassen, die kein Quecksilber enthalten und zweitens eine subkutane (unter die Haut) Impfung vornehmen zu lassen, da diese besser verträglich ist.

Frühsommer-Meningoenzephalitis (FSME)

Die Frühsommer-Meningoenzephalitis wird durch ein Virus ausgelöst, das derselben Gattung (Flaviviren) angehört wie beispielsweise das West-Nil-Virus oder das Denguefieber-Virus. Das Virus wird übertragen durch Zecken, jedoch nur in sogenannten Risikogebieten vor allem in Bayern und Baden-Württemberg (aktuelle Karten der Risikogebiete in Deuitschland sind auf der Website des Robert-Koch-Instituts, www.rki.de, zu finden). In diesen Gebieten sind circa 0,1 bis 5 Prozent der Zecken mit dem Virus infiziert. Europaweit finden sich FSME-Risikogebiete auch in Österreich, den baltischen Ländern, Russland, Polen, Tschechien, der Slowakischen Republik, Ungarn, Südschweden, Finnland, Kroatien, Slowenien und Albanien.

FSME-Erkrankungen kommen vor allem im Frühjahr und Sommer vor, je nach Aktivität der Zecken aber auch im Herbst und selten in warmen Wintern. Überträger sind zwar Zecken, die natürlichen Wirte des Virus sind aber Kleinsäuger – vor allem Mäuse –, Vögel, Rehe und Rotwild. Die Inkubationszeit beträgt üblicherweise 7 bis 14 Tage (Variation: bis 28 Tage). Das Virus wird nicht von Mensch zu Mensch übertragen, sodass Erkrankte nicht ansteckend sind.

In den vergangenen zehn Jahren wurden pro Jahr zwischen 239 und 313 Fälle von FSME-Erkrankungen gemeldet. Die Wahrscheinlichkeit, nach einem Biss einer infizierten Zecke zu erkranken, liegt bei 30 Prozent. Die Symptome einer FSME-Infektion ähneln einem grippalen Infekt mit mäßigem Fieber, Kopfschmerzen, Erbrechen und Schwindelgefühl. Bei etwa 10 Prozent der Infizierten kommt es nach einem fieberfreien Intervall von etwa einer Woche bis zu 20 Tagen zu einer Meningoenzephalitis, einer

Gehirnentzündung mit Beteiligung der Hirnhäute (Meningen) mit Fieber, Erbrechen, Reizerscheinungen und vereinzeltem Auftreten von Lähmungen, Krampfanfällen und Bewusstlosigkeit. Schwere Verläufe werden fast nur bei Erwachsenen beobachtet, wobei die Erkrankung in etwa 1 Prozent der Fälle zum Tode führt. In Deutschland wird jährlich durchschnittlich ein Todesfall durch FSME gemeldet.

Die wichtigste Vorbeugung gegen FSME ist das Vermeiden von Zeckenstichen, was sich durch lange Kleidung und Repellents (Vergrämungsstoffe in Form von Sprays und Lotionen) erreichen lässt. Was Repellents angeht, so sind keinesfalls alle wirksam. 12 von 20 seitens der Stiftung Warentest untersuchten Repellents (Test 5/2008) erwiesen sich in der Gesamtnote – bestehend aus den Einzelnoten für die »Wirksamkeit gegen Zecken« (Anteil am Urteil 50 Prozent), »Gesundheit und Umwelt« (25 Prozent), »Deklaration« (10 Prozent), »Anwendung« (10 Prozent) und »Textilschonung« (5 Prozent) – als mangelhaft. Mit einem »gut« in der Bewertung der Wirksamkeit schnitten nur zwei Produkte ab: Anti Brumm Naturel und Anti-Mosquitan Antizecken. In jedem Fall empfiehlt es sich, sich nach einem Aufenthalt in Zeckengebieten abends auf Zecken zu untersuchen und eventuell vorhandene Zecken sofort zu entfernen. Dadurch lässt sich nicht nur eine Infektion mit FSME oft vermeiden, sondern auch eine Infektion mit Borrelien, die wesentlich häufiger auftritt als eine FSME – 10 bis 35 Prozent der Zecken können von Borrelien befallen sein, nicht nur in den FSME-Gebieten, sondern in ganz Deutschland.

Die STIKO empfiehlt eine Impfung gegen FSME allen, die in den Risikogebieten »zeckenexponiert« sind, sich also viel in Wald und Flur aufhalten, sowie allen beruflich Gefährdeten wie Forstarbeitern und Landwirten. Dabei soll eine zweifache Impfung einen zeitlich begrenzten Impfschutz bieten, eine dreimalige Impfung jedoch drei bis fünf Jahre anhalten.

Da das FSME-Risiko für Kinder ausgesprochen gering ist, stellt sich die Frage, ob bei Kindern die möglichen Nebenwirkungen der Impfung nicht den Nutzen überwiegen. Lassen Sie mich an dieser Stelle deshalb einige der Nebenwirkungen aufführen, die der Hersteller Baxter für sein Präparat FSME-IMMUN 0,25 ml Junior angibt: Im Alter von ein bis zwei Jahren entwickeln danach knapp 28 Prozent der Kinder leichtes Fieber (38 bis 39 Grad Celsius) und 3,4 Prozent mäßiges Fieber (39,1 bis 40 Grad Celsius).

Im Alter von 3 bis 15 Jahren bekommen 6,8 Prozent leichtes Fieber und 0,6 Prozent mäßiges Fieber. Bei mehr als 10 Prozent der Geimpften treten Kopfschmerzen und Schmerzen an der Impfstelle sehr häufig auf. Häufig (≥ 1 Prozent bis < 10 Prozent) sind Appetitlosigkeit, Unruhe, Schlafstörungen, Übelkeit, Erbrechen sowie Muskel- und Gelenkschmerzen. Ohne Angabe der Häufigkeit nennt der Hersteller Überempfindlichkeitsreaktionen, die Verschlechterung von Autoimmunkrankheiten (zum Beispiel rheumatische Erkrankungen), Schwindel, Gangstörungen, Nervenentzündungen, (Fieber-) Krämpfe, schmerzhafte Nackensteife (Meningismus), Sehstörungen, Lichtscheu und Augenschmerzen.

Zusammenfassend lässt sich sagen, dass die FSME-Impfung für Kinder eher nicht zu empfehlen ist. Sinnvoll ist es hingegen, Kinder in den Risikogebieten nach dem Spielen im Freien nach Zecken abzusuchen. Zu erwägen ist die Impfung hingegen für gefährdete Berufsgruppen wie Forstarbeiter, Gärtner, Landwirte etc.

Was zum Thema Impfungen noch zu sagen wäre

Grundsätzlich sind Impfungen tatsächlich Maßnahmen, die über den Schutz des Einzelnen vor gefährlichen Krankheiten hinausgehen und auch die Gesundheit der Gemeinschaft sichern. Dies gilt zum Beispiel und insbesondere für die Impfungen gegen Diphtherie und Polio. Denn je höher der Durchimpfungsgrad einer Bevölkerung, desto größer ist auch der Schutz jener, die nicht geimpft sind – man nennt dies »Herdenschutz«.

Es gibt jedoch auch fragwürdige Impfungen, beispielsweise die gegen Röteln. Weshalb sollen bereits kleine Kinder geimpft werden, wenn sie doch keinen Vorteil, aber mögliche Nachteile (Nebenwirkungen) davon haben, und nur jene Frauen – beziehungsweise deren Nachwuchs – davon profitieren, die selbst keine Röteln hatten und nicht geimpft sind? Wäre es nicht besser, dafür zu sorgen, dass sich alle Frauen im gebärfähigen Alter, die noch keine Röteln hatten, impfen lassen?

Fragwürdig auch die jüngeren Impfempfehlungen für Kinder gegen Hepatitis B, Pneumokokken, Meningokokken, Windpocken und Humanes Papillomavirus. Hier drängt sich der Verdacht auf, dass es eben nicht bei allen

Empfehlungen der STIKO um das Wohl des Einzelnen und der Gemeinschaft geht, sondern um die Interessen jener, die mit den Impfungen Geld verdienen. Ähnliches gilt für die Influenzaimpfung: Warum wird eine Impfung empfohlen, deren Wirksamkeit so wenig belegt ist?

Glücklicherweise kann jeder selbst entscheiden, wogegen er sich und seine Kinder impfen lässt. Allerdings könnte es auch sein, dass durch die Zunahme von Mehrfachimpfungen und die damit einhergehende Koppelung von sinnvollen und weniger sinnvollen Impfungen ein gewisser Zwang ausgeübt werden soll, auch jene Impfungen vornehmen zu lassen, die man lieber entweder gar nicht oder zu einem anderen Zeitpunkt hätte. Noch gibt es einen Monoimpfstoff gegen Röteln – aber wie lange noch?

Wer sich näher mit dem Thema auseinandersetzen möchte, um vielleicht für seine Kinder eine kompetente Impfentscheidung treffen zu können, dem empfehle ich ausdrücklich das bereits mehrfach zitierte Buch von Martin Hirte (*Impfen – Pro & Contra*), das weder einseitig pro impfen noch kontra impfen ist, sondern eine sehr detaillierte und verständliche Darstellung dieser hochkomplexen Materie bietet.

Ausblick und Appell

Aus der Lektüre der vorhergehenden Kapitel dürfte eines deutlich geworden sein: Die nächste weltumspannende Seuche wird kommen. Welche es sein wird, wann sie die Menschheit heimsuchen wird und welches Ausmaß an Schrecken sie für uns bereithält, ist ungewiss. Insofern müssen wir darauf vertrauen, dass die weltweiten Früherkennungsprogramme möglichst frühzeitig Alarm schlagen und die Behörden alles Menschenmögliche tun, um so viele Leben zu retten, wie es nur geht. Vielleicht haben wir ja Glück und uns bleibt das Schlimmste erspart?

Was Sie tun können, um sich und Ihre Lieben im Fall des Falles sowie vor den ganz alltäglichen Risiken durch Infektionskrankheiten zu schützen, haben Sie im Kapitel »Wie kann ich mich und meine Familie schützen?« ab Seite 123 erfahren. Doch Sie können noch mehr tun. Sie können mit dafür sorgen, dass jene Medikamente, die oftmals über Leben und Tod entscheiden, wirksam bleiben: die Antibiotika.

Wenngleich grundsätzlich Mediziner bestimmen, wann ein Antibiotikum sinnvoll ist und wann nicht, ist es doch oft die Erwartungshaltung von Patienten, die über die Verschreibung oder Nichtverschreibung von Antibiotika entscheidet. Man kann vielen Ärzten mit voller Berechtigung vorwerfen, dass sie Antibiotika allzu leichtfertig verschreiben. Die Macht, daran etwas zu ändern, haben auch Sie als Patient und Patientin. Falls Ihr Arzt Ihnen ein Antibiotikum verschreiben will, fragen Sie, ob das wirklich notwendig ist. Falls er die Frage bejaht, müssen Sie sich selbstverständlich auf seine Expertise verlassen. In vielen Fällen aber wird der Mediziner sagen, dass man auch noch abwarten könnte, ob der Körper die Infektion selbst in den Griff bekommt. Nutzen Sie Ihre Macht!

Wie Sie erfahren haben, ist ein weiterer Grund für die Zunahme von Antibiotikaresistenzen in der Tierhaltung zu suchen. Die moderne Massentierhaltung sorgt für extrem niedrige Fleischpreise. Doch wir sollten uns klarmachen, dass wir diesen Vorteil durch vielfach lebensunwürdige Haltungsbedingungen und den Einsatz großer Mengen von Antibiotika erkaufen. Wenn Sie es sich leisten können, kaufen Sie lieber ohne Antibiotika produzierte (Bio-)Ware. Das ist nicht nur gut für die Tiere, die dadurch etwas länger und unter besseren Bedingungen leben können. Es ist auch gut für uns alle, weil dadurch die Resistenzbildung verringert wird. Auch in diesem Punkt haben Sie selbst die Macht, etwas zu verändern. Nutzen Sie Ihre Macht!

Danksagung

Ich bedanke mich bei meinem Agenten Ulrich Grasberger, der mir stets mit Rat und Tat zur Seite stand. Mein Dank gilt auch Frau Prof. Iris F. Chaberny, Dr. Albrecht Pellens, dem Anfang Februar 2014 verstorbenen Prof. Reinhard Kurth sowie Gunnar Jeremias, die sich die Zeit nahmen, mir ein Interview zu geben, in dem sie freimütig ihre Meinung kundtaten. Ich bedanke mich herzlich auch bei Natascha Schäfer, die sich der Mühe unterzog, orthografische Fehler und stilistische Missgriffe meines Manuskripts auszumerzen. Welch ein Glück, dass Fehler »sie anspringen«. Mein Dank gilt zudem meiner Lektorin Petra Holzmann, die das Manuskript an manchen Stellen straffte und ihm den letzten Feinschliff gab. Und last but not least bedanke ich mich bei meiner Ehefrau und meinen vier Kindern, die mir den Freiraum verschafften, intensiv an diesem Buch zu arbeiten. Ohne diese Menschen hätte ich es nicht geschafft.

Anhang

Institutionen

BirdLife International: www.birdlife.org
BirdLife International ist eine internationale Organisation zum Schutz von Vögeln, ihrer Lebensräume und der weltweiten Erhaltung der Artenvielfalt mit Sitz in Cambridge.

Bundesministerium für Gesundheit (BMG): www.bmg.bund.de
Das Bundesministerium für Gesundheit ist ein Bundesministerium der Bundesrepublik Deutschland. Es ist die oberste deutsche Bundesbehörde des Gesundheitswesens.

Center for Infectious Disease Dynamics (CIDD): www.cidd.psu.edu
Das CIDD ist ein »virtuelles« Zentrum, das theoretisch und empirisch arbeitende Wissenschaftler einer weiten Bandbreite von Disziplinen zusammenbringt, um auf dem Gebiet der Infektionskrankheiten zusammenzuarbeiten und Neuerungen einzuführen.

Centers for Disease Control and Prevention (CDC): www.cdc.gov
Die Centers for Disease Control and Prevention (CDC) sind eine Behörde der Vereinigten Staaten mit Sitz in Druid Hills, DeKalb County, Georgia nahe Atlanta. Sie sind dem Gesundheitsministerium der Vereinigten Staaten (United States Department of Health and Human Services) unterstellt.

Deutsches Netzwerk Evidenzbasierte Medizin e.V.: www.ebm-netzwerk.de
Das Deutsche Netzwerk Evidenzbasierte Medizin (DNEbM) e.V. wurde gegründet, um Konzepte und Methoden der EbM in Praxis, Lehre und Forschung zu verbreiten und weiterzuentwickeln. Das Netzwerk ist das deutschsprachige Kompetenz- und Referenzzentrum für alle Aspekte der evidenzbasierten Medizin.

European Centre for Disease Prevention and Control (ECDC): www.ecdc.
europa.eu
Das europäische Zentrum für die Prävention und die Kontrolle von Krankheiten ist eine unabhängige Agentur der Europäischen Union, die mit der
Absicht gegründet wurde, im Vormarsch befindliche infektiöse Krankheiten,
wie Influenza, SARS und HIV/Aids, zu bekämpfen. Das ECDC erstellt
Berichte zu den genannten Themen und reicht diese an ein Gremium weiter,
dessen Mitglieder von den Teilnehmerländern sowie der Europäischen
Kommission und dem Europaparlament benannt werden.

Food and Agriculture Organization of the United Nations (FAO): www.
fao.org
Die Ernährungs- und Landwirtschaftsorganisation der Vereinten Nationen,
im deutschen Sprachraum auch als »Welternährungsorganisation« bezeichnet,
ist eine Sonderorganisation der Vereinten Nationen mit Sitz in Rom.

**Forschungsstelle Biologische Waffen und Rüstungskontrolle am
Carl Friedrich von Weizsäcker Zentrum für Naturwissenschaft und
Friedensforschung an der Universität Hamburg (ZNF):** www.biological-
arms-control.org
Die Forschungsstelle Biologische Waffen und Rüstungskontrolle hat das
Ziel, durch innovative Forschungsarbeit und weiterreichende Aktivitäten
einen Beitrag zur Verhütung der Entwicklung, Herstellung und Nutzung
biologischer Waffen zu leisten.

**Friedrich-Loeffler-Institut – Bundesforschungsanstalt für Tiergesundheit
(FLI):** www.fli.bund.de
Das Friedrich-Loeffler-Institut ist das Bundesforschungsinstitut für
Tiergesundheit. Das Institut wurde 1910 gegründet und hat seinen Hauptsitz
auf der zur Stadt Greifswald gehörenden Insel Riems.

International Association Synthetic Biology (IASB): www.ia-sb.eu
Die International Association Synthetic Biology mit Sitz in Heidelberg
wurde von einem Konsortium von Biotech-Firmen gegründet. Die IASB

beschäftigt sich mit den wissenschaftlichen und ökonomischen Aspekten der Biotechnologie ebenso wie mit Fragen der Bioethik und Biosicherheit.

Mückenatlas – Deutschland kartiert die Stechmücken: www.mueckenatlas.de
Das Projekt »Mückenatlas« befindet sich derzeit in der Startphase. Da Stechmücken in Deutschland wissenschaftlich lange vernachlässigt wurden, fehlt grundlegendes Wissen über das Vorkommen und die Verbreitung der verschiedenen Arten. Faktoren wie Globalisierung und die sogenannte Klimaveränderung begünstigen die Einschleppung und Ansiedlung nicht-einheimischer Mückenarten. Daher sind Fragen wie »Welche Stechmücken-arten kommen aktuell in Deutschland vor?«, »Wie verteilen sich diese geografisch?« und »Gibt es Veränderungen hinsichtlich ihres jahreszeitlichen Auftretens?« von besonderem Interesse. Hier können private »Mückenjäger« ihre Funde katalogisieren.

National Wildlife Health Center (NWHC): www.nwhc.usgs.gov
Das National Wildlife Health Center ist eine Forschungseinrichtung des United States Geological Survey (USGS), das sich mit der Erforschung von Krankheiten bei wild lebenden Tieren befasst.

Paul-Ehrlich-Institut (PEI): www.pei.de
Das Paul-Ehrlich-Institut (PEI) in Langen ist das deutsche Bundesinstitut für Impfstoffe und biomedizinische Arzneimittel. Es ist eine Bundesoberbehörde im Geschäftsbereich des Bundesministeriums für Gesundheit.

Robert Koch-Institut (RKI): www.rki.de
Das Robert Koch-Institut ist ein Bundesinstitut für Infektionskrankheiten und nicht übertragbare Krankheiten in Berlin und eine zentrale Überwachungs- und Forschungseinrichtung der Bundesrepublik Deutschland. Es ist dem Bundesministerium für Gesundheit (BMG) direkt unterstellt.

Umweltbundesamt (UBA): www.umweltbundesamt.de
Das deutsche Umweltbundesamt ist die zentrale Umweltbehörde der Bundesrepublik Deutschland. Es gehört zusammen mit dem Bundesamt für

Naturschutz und dem Bundesamt für Strahlenschutz zum Geschäftsbereich des Bundesministeriums für Umwelt, Naturschutz und Reaktorsicherheit.

Weltgesundheitsorganisation (WHO): www.who.int
Die 1948 gegründete Weltgesundheitsorganisation ist eine Sonderorganisation der Vereinten Nationen mit Sitz in Genf (Schweiz).

Bibliografie

Anderson, Douglas (2010): *Lens on Leeuwenhoek: Counting the Animalcules: How little? How many?* Online verfügbar unter: http://lensonleeuwenhoek. net/counting.htm

Antiviral resistance – Oseltamivir resistance. Online verfügbar unter: http:// ecdc.europa.eu/en/healthtopics/seasonal_influenza/antivirals/Pages/influen- za_antiviral_resistance_oseltamivir.aspx

Arita, I.; Gispen, R.; Kalter, S. S.; Wah, L. T.; Marennikova, S. S.; Netter, R.; Tagaya, I. (1972): Outbreaks of monkeypox and serological surveys in non- human primates. In: *Bull World Health Organ* 46 (5), S. 625–631. Online verfügbar unter: http://www.ncbi.nlm.nih.gov/pmc/articles/PMC2480785/ pdf/bullwho00192-0057.pdf

Arts, Eric; Hazuda, Daria (2012): HIV-1 Antiretroviral Drug Therapy. In: *Cold Spring Harbor Perspectives in Medicine* 2 (4), S. a007161. Online ver- fügbar unter: http://www.ncbi.nlm.nih.gov/pmc/articles/PMC3312400/pdf/ cshperspectmed-HIV-a007161.pdf

Arznei-Telegramm (Hg.) (2000): *Hib-Impfung und Diabetes mellitus.* Online verfügbar unter: http://www.arznei-telegramm.de/html/2000_02/0002022_ 03.html

Arznei-Telegramm (Hg.) (2009): *HPV-Impfung: Ist die STIKO überfordert?* On- line verfügbar unter: http://www.arznei-telegramm.de/register/H1549MM.pdf

Aufderheide, Arthur C.; Rodriguez-Martin, Conrado (2011): *The Cambridge Encyclopedia of Human Paleopathology*: Cambridge University Press

Avasthi, Amitabh (2004): Bush-meat trade breeds new HIV. In: *New Scien- tist* (2459). Online verfügbar unter: http://www.newscientist.com/article/ mg18324591.100-bushmeat-trade-breeds-new-hiv.html.

Bäckhed, F. (2004): The gut microbiota as an environmental factor that regulates fat storage. In: *Proceedings of the National Academy of Sciences* 101 (44), S. 15718–15723

BauernInfo Schwein Nr. 09/2012: *Dispensierrecht beibehalten!* Online verfügbar unter: http://www.bauernverbandsh.de/fileadmin/download/Wochenberichte/Schwein/BauernInfo_Schwein_Nr._09-2012_-_Korrektur.pdf

Baxter Healthcare Limited (Hg.) (2009): *Fachinformation: FSME-IMMUN Erwachsene.* Online verfügbar unter: http://www.fachinfo.de/data/fi/pdf/00/70/007018.pdf

Baxter Healthcare Limited (Hg.) (2011): *Fachinformation: FSME-IMMUN 0,25 ml Junior.* Online verfügbar unter: http://www.fachinfo.de/data/fi/pdf/00/49/004932.pdf

Bayerisches Landesamt für Gesundheit und Lebensmittelsicherheit (Hg.): *Tierärztliches Dispensierrecht.* Online verfügbar unter: http://www.lgl.bayern.de/tiergesundheit/tierarzneimittel/dispensierrecht/index.htm

BBC News (10.01.2001) (Hg.) (2001): *Deadly virus fuels bio-terror fears.* Online verfügbar unter: http://news.bbc.co.uk/2/hi/health/1110144.stm

Becker, Conny (2012): *Pharmazeutische Zeitung online: Maske ist nicht gleich Maske.* Govi-Verlag Pharmazeutischer Verlag GmbH. Online verfügbar unter: http://www.pharmazeutische-zeitung.de/index.php?id=935&type=4

Berndt, Christina (2011): *Ständige Impfkommission – Fragwürdige Runderneuerung.* Süddeutsche.de v. 02.03.2011

Bi, Shengli; Qin, E'de; Xu, Zuyuan; Li, Wei; Wang, Jing; Hu, Yongwu et al. (2003): Complete genome sequences of the SARS-CoV: the BJ Group (Isolates BJ01-BJ04). In: *Genomics Proteomics Bioinformatics* 1 (3), S. 180–192

BirdLife Statement on Avian Influenza. Online verfügbar unter: http://www. birdlife.org/action/science/species/avian_flu/

Birkel, Katrin (2012): *BUND Hintergrundinformationen zu Antibiotikaeinsatz und Resistenzbildung in der Intensivtierhaltung*. Hg. v. Bund für Umwelt und Naturschutz Deutschland e.V. Online verfügbar unter: http://www.bund.net/ fileadmin/bundnet/pdfs/landwirtschaft/20120108_landwirtschaft_antibioti-ka_intensivhaltung_hintergrund.pdf

BMI: BMI – Pressemitteilungen: *Positive Bilanz der LÜKEX 2007*. Online verfügbar unter: http://www.bmi.bund.de/cln_165/SharedDocs/Pressemit-teilungen/DE/2007/11/luekex2007_bilanz.html

Boucher, Helen; Talbot, George; Bradley, John; Edwards, John; Gilbert, Da-vid; Rice, Louis et al. (2009): Bad bugs, no drugs: no ESKAPE! An update from the Infectious Diseases Society of America. In: *Clinical infectious de-seases* 48 (1), S. 1–12. Online verfügbar unter: http://cid.oxfordjournals.org/content/48/1/1.full.pdf#page=1&view=FitH

Breuer, H.: *Biohacking – Killerviren aus dem Heimlabor*. Süddeutsche.de v. 10.11.2009. Online verfügbar unter: http://www.sueddeutsche.de/wis-sen/2.220/biohacking-killerviren-aus-dem-heimlabor-1.127403

Briseño, Cinthia (2009): *Seuchen: Warum Viren und Bakterien so mächtig sind*. SPIEGEL ONLINE v. 31.12.2009. Online verfügbar unter: http://www. spiegel.de/wissenschaft/medizin/0,1518,druck-668144,00.html

Brosch, R.; Gordon, S. V.; Marmiesse, M.; Brodin, P.; Buchrieser, C.; Eigl-meier, K. et al. (2002): A new evolutionary scenario for the Mycobacterium tuberculosis complex. In: *Proceedings of the National Academy of Sciences of the United States of America* 99 (6), S. 3684–3689. Online verfügbar unter: http://www.ncbi.nlm.nih.gov/pubmed/11891304

Bundesamt für Strahlenschutz (BfS); Bundesinstitut für Risikobewertung (BfR); Robert Koch-Institut (RKI); Umweltbundesamt (UBA) (Hg.) (2012): *EHEC 2011 – Ausbruchsaufklärung entlang der Lebensmittelkette*. UMID. Umwelt und Mensch – Informationsdienst, (1). Online verfügbar unter: https://www.uba.de/umid/archiv/umid0112.pdf#page=37

Bundesamt für Verbraucherschutz und Lebensmittelsicherheit; Paul-Ehrlich-Gesellschaft für Chemotherapie e.V.; Infektiologie Freiburg (Hg.) (2011): GERMAP 2010 – Antibiotika-Resistenz und -Verbrauch. Bericht über den Antibiotikaverbrauch und die Verbreitung von Antibiotikaresistenzen in der Human- und Veterinärmedizin in Deutschland

Bundesamt für Verbraucherschutz und Lebensmittelsicherheit, Pressestelle: *Erstmals Zahlen über die Antibiotika-Abgabe in der Tiermedizin erfasst*. Pressemitteilung vom 11.09.2012

Bundesinstitut für Risikobewertung (BfR) (21.02.2012): *Auch Putenfleisch häufig mit antibiotikaresistenten Keimen belastet*. BfR. Online verfügbar unter: http://www.bfr.bund.de/de/presseinformation/2012/06/auch_putenfleisch_haeufig_mit_antibiotikaresistenten_keimen_belastet-128859.html

Bundesinstitut für Risikobewertung (BfR) (23.12.2011): *EHEC-Ausbruch 2011: Ein Resümee aus Sicht der Risikobewertung*. BfR. Online verfügbar unter: http://www.bfr.bund.de/de/presseinformation/2011/45/ehec_ausbruch_2011__ein_resuemee_aus_sicht_der_risikobewertung-128196.html

Bundestierärztekammer (BTK) (Hg.) (2012): *FAQ zur aktuellen Antibiotika-Diskussion* (27.02.2012). Online verfügbar unter: http://www.bundestieraerztekammer.de/downloads/btk/antibiotika/FAQ-Antibiotika.pdf

Bushmeat, Health and Conservation Impacts | Bushmeat Crisis Task Force (2012). Online verfügbar unter: http://www.bushmeat.org/node/79

Callaway, Ewen (2008): Soil ›ultra-bugs‹ thrive on a diet of antibiotics. In: *New Scientist*, 03.04.2008

CDC/NCIRD (2012a): *Human Papillomavirus*. Online verfügbar unter: http://www.cdc.gov/vaccines/pubs/pinkbook/downloads/hpv.pdf

CDC/NCIRD (2012b): *Influenza*. Online verfügbar unter: http://www.cdc.gov/vaccines/pubs/pinkbook/downloads/flu.pdf

CDC/NCIRD (2012c): *Measles*. Online verfügbar unter: http://www.cdc.gov/vaccines/pubs/pinkbook/downloads/meas.pdf

CDC/NCIRD (2012d): *Meningococcal Disease*. Online verfügbar unter: http://www.cdc.gov/vaccines/pubs/pinkbook/downloads/mening

CDC/NCIRD (2012e): *Mumps*. Online verfügbar unter: http://www.cdc.gov/vaccines/pubs/pinkbook/downloads/mumps.pdf

CDC/NCIRD (2012f): *Pertussis (Pink Book)*. Hg. v. National Immunization Program Centers for Disease Control and Prevention. Online verfügbar unter: http://www.cdc.gov/vaccines/pubs/pinkbook/downloads/pert.pdf

CDC/NCIRD (2012g): *Pneumococcal Disease*. Online verfügbar unter: http://www.cdc.gov/vaccines/pubs/pinkbook/downloads/pneumo.pdf

CDC/NCIRD (2012h): *Rubella*. Online verfügbar unter: http://www.cdc.gov/vaccines/pubs/pinkbook/downloads/rubella.pdf

CDC/NCIRD (2012i): *Varicella*. Online verfügbar unter: http://www.cdc.gov/vaccines/pubs/pinkbook/downloads/varicella.pdf

Cello, Jeronimo; Paul, Aniko V.; Wimmer, Eckard (2002): Chemical synthesis of poliovirus cDNA: generation of infectious virus in the absence of natural template. In: *Science* 297 (5583), S. 1016–1018

Center for Medical Consumers (Hg.) (2009): *Why the swine flu isn't a major threat*. Online verfügbar unter: http://medicalconsumers.org/2009/09/24/why-the-h1n1-virus-is-not-a-major-threat/

Centers for Disease Control and Prevention (2008): *Disease Listing, Haemophilus influenzae Serotype b, Tech Info | CDC Bacterial, Mycotic Diseases*. Online verfügbar unter: http://www.cdc.gov/ncidod/dbmd/diseaseinfo/haeminfluserob_t.htm

Centers for Disease Control and Prevention (Hg.) (2010): *Marburg Hemorrhagic Fever*. Online verfügbar unter: http://www.cdc.gov/ncidod/dvrd/spb/pdf/marburghftable.pdf

Centers for Disease Control and Prevention (Hg.) (2011): *Ebola Hemorrhagic Fever. Known Cases and Outbreaks of Ebola Hemorrhagic Fever*. Online verfügbar unter: http://www.cdc.gov/ncidod/dvrd/spb/mnpages/dispages/ebola/ebolatable.pdf

Chow, Janet; Lee, S. Melanie; Shen, Yue; Khosravi, Arya; Mazmanian, Sarkis K. (2010): Host-bacterial symbiosis in health and disease. In: *Advances in immunology* 107, S. 243–274. Online verfügbar unter: http://www.ncbi.nlm.nih.gov/pmc/articles/PMC3152488/pdf/nihms314235.pdf

Cutler, Sally J. (2010): *Public Health Threat of New, Reemerging, and Neglected Zoonoses in the Industrialized World* (1). Online verfügbar unter: http://www.ncbi.nlm.nih.gov/pmc/articles/PMC2874344/pdf/08-1467_finalCMES.pdf

Darai, Gholamreza; Handermann, Michaela; Sonntag, Hans-Günther; Zöller, Lothar (2011): *Lexikon der Infektionskrankheiten des Menschen: Erreger, Symptome, Diagnose, Therapie und Prophylaxe*. Springer Berlin Heidelberg

Das Virus gedeiht in den Hühnerfabriken. *Die Wochenzeitung*. Online verfügbar unter: http://www.woz.ch/0611/vogelgrippe/das-virus-gedeiht-in-den-huehnerfabriken

Dawood, Fatimah S. et al.: *Estimated global mortality associated with the first 12 months of 2009 pandemic influenza A H1N1 virus circulation: a modelling study*, The Lancet Infectious Diseases, Early Online Publication, 2012

Deutscher Ärzte-Verlag GmbH; Ärzteblatt, Redaktion Deutsches: *Bislang 30 000 Masernerkrankungen in Europa*. Online verfügbar unter: http://www.aerzteblatt.de/nachrichten/48173

Deutsches Krebsforschungszentrum (2010): HPV-Impfung: *Diskussion um die HPV-Impfstoffe*. Online verfügbar unter: http://www.krebsinformationsdienst.de/vorbeugung/risiken/hpv-impfung4.php

Deutsches Krebsforschungszentrum (28.10.2011): *Mit Viren gegen Hirntumoren – Brückenschlag zwischen Forschung und klinischer Anwendung gelungen*. Online verfügbar unter: http://www.dkfz.de/de/presse/pressemitteilungen/2011/dkfz-pm-11-56-Mit-Viren-gegen-Hirntumoren.php

Deutschle, Tom (2011): *Ursachen der Regenwald-Zerstörung, Faszination Regenwald*. Online verfügbar unter: http://www.faszination-regenwald.de/info-center/zerstoerung/ursachen.htm

Dobson, Mary (2009): *Seuchen, die die Welt veränderten: Von Cholera bis SARS*. NATIONAL GEOGRAPHIC Deutschland

Dreller, S.; Jatzwauk, L.; Nassauer, A.; Paszkiewicz, P.; Tobys, H.-U; Rüden, H. (2006): Zur Frage des geeigneten Atemschutzes vor luftübertragenen Infektionserregern. In: *Gefahrstoffe – Reinhaltung der Luft* 66 (1/2 – Januar/Februar). Online verfügbar unter: http://www.dguv.de/ifa/de/pub/grl/pdf/2006_003.pdf

EHEC: *Ichfindnix trifft Ichweißnix* (08.07.2011) – DocCheck News. Online verfügbar unter: http://news.doccheck.com/de/article/204877-ehec-ichfind-nix-trifft-ichweissnix/?utm_source=DC-Newsletter&utm_medium=E-Mail &utm_campaign=Newsletter-DE-Arzt%20%285x%2FWoche% 29-2011-07-04&mailing=37247&dc_user_id=564a97a38c3a734fb150066b51d80c2e&cid e=dce103559&t1=1309803723&t2=0dc01e4bbb8cbea6ac65753d29fd79ff460 a749f

FAO; OIE; WHO (Hg.) (2008): *THE GLOBAL STRATEGY FOR PREVEN-TION AND CONTROL OF H5N1 HIGHLY PATHOGENIC AVIAN INFLU-ENZA*. Online verfügbar unter: ftp://ftp.fao.org/docrep/fao/011/aj134e/ aj134e00.pdf

Fine, P. E. M. (2003): The Interval between Successive Cases of an Infectious Disease. In: *American Journal of Epidemiology* 158 (11), S. 1039–1047. Online verfügbar unter: http://aje.oxfordjournals.org/content/158/11/1039.full. pdf#page=1&view=FitH

FOCUS Online (2008): *Flugstatistik: Mehr Flüge, weniger Unfälle – Airline-Sicherheit*. FOCUS Online-Nachrichten. Online verfügbar unter: http:// www.focus.de/reisen/fliegen/airline-sicherheit/flugstatistik-mehr-fluege-weniger-unfaelle_aid_326680.html

Focus.de (Hg.) (2009): *Pandemieübung: Im Katastrophenfall klaffen Sicher-heitslücken* (03.05.2009). Online verfügbar unter: http://www.focus.de/ gesundheit/ratgeber/schweinegrippe/pandemieuebung-im-katastrophenfall-klaffen-sicherheitsluecken_aid_395557.html?drucken=1

Food and Agriculture Organization of the United Nations (Hg.) (2007): *State of the Worlds Forests 2007*. Online verfügbar unter: ftp://ftp.fao.org/docrep/ fao/009/a0773e/a0773e00.pdf

For tastier food, just add bacteria (2008). In: *New Scientist*, 14.11.2008

Formicola, V.; Milanesi, Q.; Scarsini, C. (1987): Evidence of spinal tuberculosis at the beginning of the fourth millennium BC from Arene Candide cave (Liguria, Italy). In: *American journal of physical anthropology* 72 (1), S. 1–6

Galore, Oded; Moav, Omer (2007): *The Neolithic Revolution and Contemporary Variations in Life Expectancy*. Brown University

Gastmeier, P.; Geffers, C. (2008): Nosokomiale Infektionen in Deutschland: Wie viele gibt es wirklich? In: *Deutsche medizinische Wochenschrift* 133 (21), S. 1111–1115

Geddes, Linda (2009): Friendly bacteria keep your skin's defences in check. In: *New Scientist*. Online verfügbar unter: http://www.newscientist.com/article/dn18184-friendly-bacteria-keep-your-skins-defences-in-check.html

Geffers, Christiane: *Wie krank macht das Krankenhaus?* Freie Universität Berlin. Hg. v. Freie Universität Berlin. Online verfügbar unter: http://www.fu-berlin.de/presse/publikationen/fundiert/archiv/2002_01/02_01_geffers/index.html

Gerhardus, Ansgar (2009): Gebärmutterhalskrebs: Wie wirksam ist die HPV-Impfung? In: *Deutsches Ärzteblatt* 106 (8). Online verfügbar unter: http://www.aerzteblatt.de/pdf/106/8/a330.pdf#toolbar=1&statusbar=0&view=Fit

Gesetz zur Verhütung und Bekämpfung von Infektionskrankheiten beim Menschen (Infektionsschutzgesetz – IfSG) (Stand 28.07.2011) (2011). Online verfügbar unter: http://www.gesetze-im-internet.de/bundesrecht/ifsg/gesamt.pdf

Gibson, D. G.; Glass, J. I.; Lartigue, C.; Noskov, V. N.; Chuang, R.-Y. Algire, M. A. et al. (2010): Creation of a Bacterial Cell Controlled by a Chemically Synthesized Genome. In: *Science* 329 (5987), S. 52–56. Online verfügbar unter: http://www.sciencemag.org/content/329/5987/52.full.pdf

Gill, S. R. (2006): Metagenomic Analysis of the Human Distal Gut Microbiome. In: *Science* 312 (5778), S. 1355–1359

Glasmacher, Susanne; Kurth, Reinhard (2006): Globaler Alarm. In: *Spektrum der Wissenschaft – Dossier 3/06: Seuchen II*, S. 12–17. Online verfügbar unter: http://www.rki.de/cln_116/nn_196658/DE/Content/InfAZ/N/Neue__ Infektionskrankheiten/Globaler-Alarm,templateId=raw,property=publicatio nFile.pdf/Globaler-Alarm.pdf

GlaxoSmithKline GmbH & Co. KG (Hg.) (2010): *Fachinformation: Priorix®*. Online verfügbar unter: http://www.fachinfo.de/data/fi/pdf/00/22/002229.pdf

GlaxoSmithKline GmbH & Co. KG (Hg.) (2011a): *Fachinformation: Infanrix®-IPV+Hib*. Online verfügbar unter: http://www.fachinfo.de/data/fi/ pdf/00/29/002965.pdf

GlaxoSmithKline GmbH & Co. KG (Hg.) (2011b): *Fachinformation: Priorix-Tetra®*. Online verfügbar unter: http://www.fachinfo.de/data/fi/pdf/00/98/009862. pdf

GlaxoSmithKline GmbH & Co. KG (Hg.) (2012a): *Fachinformation: Cervarix®*. Online verfügbar unter: http://www.fachinfo.de/data/fi/pdf/01/05/010508.pdf

GlaxoSmithKline GmbH & Co. KG (Hg.) (2012b): *Fachinformation: Mencevax® ACWY*. Online verfügbar unter: http://www.fachinfo.de/data/fi/pdf/00/ 37/003767.pdf

GlaxoSmithKline GmbH & Co. KG (Hg.) (2012c): *Fachinformation: Infanrix®*. Online verfügbar unter: http://www.fachinfo.de/data/fi/pdf/00/61/006135.pdf

GlaxoSmithKline GmbH & Co. KG (Hg.) (2012d): *Fachinformation: Varilrix®*. Online verfügbar unter: http://www.fachinfo.de/data/fi/pdf/00/68/006844.pdf

Grün, Gianna-Carina (2011): *Bauanleitung für Supervirus soll nur Forschern zugänglich sein.* Hg. v. ZEIT Online. Online verfügbar unter: http://pdf.zeit. de/wissen/2011-12/virus-bioterrorismus.pdf

Guery, Michael (2005): *Risiko- und Verwundbarkeitsanalyse Bioterrorismus.* Bulletin 2005 zur schweizerischen Sicherheitspolitik

Guggenbichler, Josef Peter; Assadian, Ojan; Boeswald, Michael; Kramer, Axel (2011): Incidence and clinical implication of nosocomial infections associated with implantable biomaterials – catheters, ventilator-associated pneumonia, urinary tract infections. In: *GMS Krankenhaushygiene Interdisziplinär* 6 (1), S. Doc18. Online verfügbar unter: http://www.ncbi.nlm.nih. gov/pmc/articles/PMC3252661/pdf/KHI-06-18.pdf

Gutierrez, M. Cristina; Brisse, Sylvain; Brosch, Roland; Fabre, Michel; Omaïs, Bahia; Marmiesse, Magali et al. (2005): Ancient origin and gene mosaicism of the progenitor of Mycobacterium tuberculosis. In: *PLOS Pathogens* 1 (1), S. e5. Online verfügbar unter: http://www.ncbi.nlm.nih.gov/pubmed/16201017

Haas, Lucian (2011): *Raupen unter fremder Kontrolle. Virengene steuern das Verhalten der Schwammspinner.* Hg. v. Deutschlandfunk – Forschung Aktuell. Online verfügbar unter: http://www.dradio.de/dlf/sendungen/forschak/1550620/drucken/

Hackenbroch, Veronika; Traufetter, Gerald (2012): Killer aus dem Labor. In: *Der Spiegel* (7), S. 118–120. Online verfügbar unter: http://wissen.spiegel.de/ wissen/image/show.html?did=83977267&aref=image051/2012/02/11/CO-SP-2012-007-0118-0120.PDF&thumb=false

Hamzelou, Jessica (2010): Japanese gut bacteria gain special powers from sushi. In: *New Scientist*, 07.04.2010

Helmholtz Zentrum München – Deutsches Forschungszentrum für Gesundheit und Umwelt (Hg.) (2008): *Antibiotika und Antibiotikaresistenzen*. Online verfügbar unter: http://www.helmholtz-muenchen.de/fileadmin/FLUGS/PDF/Themen/Krankheitsbilder/Antibiotika.End.pdf

Hershkovitz, Israel; Donoghue, Helen D.; Minnikin, David E.; Besra, Gurdyal S.; Lee, Oona Y-C; Gernaey, Angela M. et al. (2008): Detection and molecular characterization of 9000-year-old Mycobacterium tuberculosis from a Neolithic settlement in the Eastern Mediterranean. In: *PLOS ONE* 3 (10), S. e3426. Online verfügbar unter: http://www.ncbi.nlm.nih.gov/pubmed/18923677

Hibbeler, Birgit (2007): Globale Erwärmung birgt lokale Gesundheitsrisiken. In: *Deutsches Ärzteblatt* 104 (7). Online verfügbar unter: http://www.aerzteblatt.de/pdf/104/7/a402.pdf#toolbar=1&statusbar=0&view=Fit

Hill, Arthur; Wayne, David; Olson, James und Wise, Robert (Regie) (2007): *Andromeda – Tödlicher Staub aus dem All*: Universal/DVD

Hird, M. J. (2010): *Indifferent Globality: Gaia, Symbiosis and ›Other Worldliness‹* (2–3). Online verfügbar unter: http://history.ucsd.edu/_files/basefolder1/Indifferent%20Globality.pdf

Hirte, Martin (2008): *Impfen – Pro & Contra. Das Handbuch für die individuelle Impfentscheidung*. Komplett überarbeitete und aktualisierte Neuausgabe. München: Droemer Knaur

Hoffman, Dustin; Freeman, Morgan; Russo, Rene; Spacey, Kevin; Dempsey, Patrick und Petersen, Wolfgang (Regie) (1998): *Outbreak – Lautlose Killer*: Warner Home Video – DVD

Holzgrabe, Ulrike; Schmitz, Jens (2012): Pharmazeutische Zeitung online: *Neue Antibiotika: Den Vorsprung wahren*. Govi-Verlag Pharmazeutischer Verlag GmbH. Online verfügbar unter: http://www.pharmazeutische-zeitung.de/index.php?id=31957

Howard-Jones, N. (1984): Robert Koch and the cholera vibrio: a centenary. In: *British medical journal (Clinical research ed.)* 288 (6414), S. 379–381. Online verfügbar unter: http://www.bmj.com/highwire/filestream/239880/field_highwire_article_pdf/0.pdf

150 Millionen Jahre altes Virus Dinosaurier litt unter kaputten Knochen. In: *Spiegel online* v. 12.09.2011

Im Krankenhaus infiziert: Thomas Laumann – Nach einer MRSA-Infektion musste sein Bein amputiert werden. Bild.de (2010). Online verfügbar unter: http://www.bild.de/ratgeber/gesund-fit/gesundheit/thomas-laumann-infektion-mit-staphylokokken-keime-bein-amputation-12964550.bild.html

Jahrling, Peter B.; Huggins, John W.; Sofi Ibrahim, M.; Lawler, James V.; Martin, James W. (2009): *Medical Aspects of Biological Warfare.* Chapter 11: Smallpox and related Orthopoxviruses. Online verfügbar unter: http://www.bordeninstitute.army.mil/published_volumes/biological_warfare/BW-ch11.pdf

Jefferson, Tom (2009): Influenza. In: *Clinical Evidence (Online)* 2009. Online verfügbar unter: http://www.ncbi.nlm.nih.gov/pmc/articles/PMC2907815/pdf/2009-0911.pdf

Jefferson, Tom; Di Pietrantonj, Carlo; Rivetti, Alessandro; Bawazeer, Ghada A.; Al-Ansary, Lubna A.; Ferroni, Eliana (2010): Vaccines for preventing influenza in healthy adults. In: *Cochrane Database Systematic Reviews* (7), S. CD001269

Jefferson, Tom; Jones, Mark A.; Doshi, Peter; Del Mar, Chris B.; Heneghan, Carl J.; Hama, Rokuro; Thompson, Matthew J. (2012): Neuraminidase inhibitors for preventing and treating influenza in healthy adults and children. In: *Cochrane Database of Systematic Reviews (Online)* 1, S. CD008965

Jones, Kate E.; Patel, Nikkita G.; Levy, Marc A.; Storeygard, Adam; Balk, Deborah; Gittleman, John L.; Daszak, Peter (2008): Global trends in emerging infectious diseases. In: *Nature* 451 (7181), S. 990–993

Kappelman, John; Alçiçek, Mehmet Cihat; Kazanci, Nizamettin; Schultz, Michael; Özkul, Mehmet; Şen, Şevket (2008): First Homo erectus from Turkey and implications for migrations into temperate Eurasia. In: *American journal of physical anthropology* 135 (1), S. 110–116. Online verfügbar unter: http://www.ncbi.nlm.nih.gov/pubmed/18067194

Karberg, Sascha; Review, Technology (2009): *Genbastler allein zu Haus | Technology Review*. Online verfügbar unter: http://www.heise.de/tr/artikel/Genbastler-allein-zu-Haus-853337.html

Kekulé, Alexander S. (2012): Resistente Keime auf Hühnerfleisch: Vom Stall ins Krankenhaus. In: *Tagesspiegel*, 11.01.2012. Online verfügbar unter http://www.tagesspiegel.de/meinung/resistente-keim-auf-huehnerfleisch-vom-stall-ins-krankenhaus/6052726.html

King, Stephen (2007): *Stephen King's ›The Stand – Das letzte Gefecht‹*. Gary Sinise, Molly Ringwald, Jamey Sheridan und Mick Garris (Regie): Paramount Home Entertainment

Klug, S. J.; Hense, H.-W; Giersiepen, K.; Jöckel, K.-H; Schmidt-Prokrzywniak, A.; Stang, A.; Zeeb, H. (2009): *HPV-Impfung: Notwendigkeit der Begleitforschung und Evaluation.* Hg. v. Deutsche Gesellschaft für Epidemiologie (DGepi), Biometrie und Epidemiologie e.V (GMDS), Deutsche Gesellschaft für Medizinische Informatik, Deutsche Gesellschaft für Sozialmedizin und Prävention (DGSMP) und Deutsches Netzwerk Evidenzbasierte Medizin (DNEbM)

Krönendes Lebenswerk. Rezension über Stefan Winkle: Geißeln der Menschheit. *Deutsches Ärzteblatt* 94, Heft 33, 15.08.1997. Online verfügbar unter: http://www.aerzteblatt.de/pdf/94/33/a2100.pdf

Kuhrt, Nicola (2012): *Super-Erreger: Daten über gefährliches Virus werden veröffentlicht.* Hg. v. SPIEGEL ONLINE. Online verfügbar unter: http://www.spiegel.de/wissenschaft/medizin/daten-ueber-supervirus-sollen-veroeffentlicht-werden-a-825413-druck.html

Lanciotti, Robert S.; Ebel, Gregory D.; Deubel, Vincent; Kerst, Amy J.; Murri, Severine; Meyer, Richard et al. (2002): Complete genome sequences and phylogenetic analysis of West Nile virus strains isolated from the United States, Europe, and the Middle East. In: *Virology* 298 (1), S. 96–105

Maier, Franz Georg (1999): *Fischer-Weltgeschichte*. Digitale Bibliothek. Frankfurt am Main: Fischer-Taschenbuch-Verlag

Mathai, E.; Allegranzi, B.; Kilpatrick, C.; Pittet, D. (2010): Prevention and control of health care-associated infections through improved hand hygiene. In: *Indian Journal Medical Microbiology* 28 (2), S. 100–106. Online verfügbar unter: http://www.ijmm.org/article.asp?issn=0255-0857;year=2010;volume= 28;issue=2;spage=100;epage=106;aulast=Mathai

Matheson, Richard (2008): *I Am Legend*. Will Smith, Alice Braga, Dash Mihok und Francis Lawrence (Regie): Warner Home Video – DVD

Maurer, Wolfgang (2005): *Impfgegner*. Medizinische Universität Wien, 17.09.2005. Online verfügbar unter: http://www.impfinformationen.de/pdf/ Impfgegner_Maurer.pdf

Mellmann, Alexander; Harmsen, Dag; Cummings, Craig A.; Zentz, Emily B.; Leopold, Shana R.; Rico, Alain et al. (2011): Prospective Genomic Characterization of the German Enterohemorrhagic Escherichia coli O104:H4 Outbreak by Rapid Next Generation Sequencing Technology. In: *PLOS One*. 2011; 6 (7):e22751. Epub 2011 Jul 20

Mora, Camilo; Tittensor, Derek P.; Adl, Sina; Simpson, Alastair G. B.; Worm, Boris; Mace, Georgina M. (2011): How Many Species Are There on Earth and in the Ocean? In: *PLOS Biology. 2011;9(8)*: e1001127

Motluk, Alison (2000): Dirty water. In: *New Scientist*, 01.11.2000

Nicas, Mark; Best, Daniel (2008): A study quantifying the hand-to-face contact rate and its potential application to predicting respiratory tract infection. In: *Journal of occupational and environmental hygiene* 5 (6), S. 347–352. Online verfügbar unter: http://www.tandfonline.com/doi/pdf/10.1080/15459620802003896

Niedersächsisches Landesgesundheitsamt (Hg.) (2010): *Die Influenza-Erkrankung*. Online verfügbar unter: http://www.nlga.niedersachsen.de/portal/live.php?navigation_id=6632&article_id=19370&_psmand=20#Saisonale_Influenza

Novartis Vaccines and Diagnostics GmbH (Hg.) (2011a): *Fachinformation: Encepur® Kinder*. Online verfügbar unter: http://www.fachinfo.de/data/fi/pdf/00/53/005372.pdf

Novartis Vaccines and Diagnostics GmbH (Hg.) (2011b): *Fachinformation: Encepur® Erwachsene*. Online verfügbar unter: http://www.fachinfo.de/data/fi/pdf/00/55/005550.pdf

Novartis Vaccines and Diagnostics GmbH (Hg.) (2011c): *Fachinformation: Menjugate Kit*. Online verfügbar unter: http://www.fachinfo.de/data/fi/pdf/00/90/009003.pdf

Novartis Vaccines and Diagnostics S.r.l. (Hg.) (2011): *Fachinformation: Menveo®*. Online verfügbar unter: http://www.fachinfo.de/data/fi/pdf/01/24/012430.pdf

OAG reports 29.5 mn flights worldwide | News | *Breaking Travel News*. Online verfügbar unter: http://www.breakingtravelnews.com/news/article/btn20071214104331417/

Office of The Surgeon General, Department of the Army, United States of America (1997): *MEDICAL ASPECTS OF CHEMICAL AND BIOLOGICAL WARFARE* (Textbook of Military Medicine). Online verfügbar unter: http://www.bvsde.ops-oms.org/tutorial1/fulltex/armas/textos/chebio/chebio.pdf#page=424

Pädagogische Hochschule des Kantons Sankt Gallen (Hg.) (2009): *Unser Mund – ein Ökosystem*. Fachbereich Biologie. Online verfügbar unter: http://www.biofachforum.ch/PHSInterna/mokurs/chur_09/oekosystem%20mund.pdf

Padberg, J.; Bauer, T. (2006): Erkältungskrankheiten. In: *Deutsche medizinische Wochenschrift* 131 (42), S. 2341–9; quiz 2351–2. Online verfügbar unter: http://www.klinik-hygiene.de/tl_files/files/content/pdf/Infektionskrankheiten02/I/Influenza%20Erkaeltungskrankheiten2006.pdf

Parkhill, J.; Wren, B. W.; Thomson, N. R.; Titball, R. W.; Holden, M. T.; Prentice, M. B. et al. (2001): Genome sequence of Yersinia pestis, the causative agent of plague. In: *Nature* 413 (6855), S. 523–527

Parliamentary Office of Science and Technology (Hg.) (2005): *THE BUSHMEAT TRADE* (236). Online verfügbar unter: http://www.parliament.uk/documents/post/postpn236.pdf

PEI (2012a): *PEI Gebärmutterhalskrebs (Infektionen durch HPV)*. Online verfügbar unter: http://www.pei.de/cln_092/nn_160088/DE/arzneimittel/impfstoff-impfstoffe/hpv/hpv-node.html?__nnn=true

PEI (2012b): *PEI Masern*. Online verfügbar unter: http://www.pei.de/cln_092/nn_160070/DE/arzneimittel/impfstoff-impfstoffe/masern/masern-node.html?__nnn=true

PEI (2012c): *PEI Mumps*. Online verfügbar unter: http://www.pei.de/cln_092/nn_158126/DE/arzneimittel/impfstoff-impfstoffe/mumps/mumps-node.html?__nnn=true

PEI (2012d): *PEI Röteln*. Online verfügbar unter: http://www.pei.de/cln_092/nn_160066/DE/arzneimittel/impfstoff-impfstoffe/roeteln/roeteln-node.html?__nnn=true

PEI (2012e): *PEI Varizellen (Windpocken)*. Online verfügbar unter: http://www.pei.de/cln_092/nn_158102/DE/arzneimittel/impfstoff-impfstoffe/varizellen/varizellen-node.html?__nnn=true

Pfizer Pharma GmbH (Hg.) (2012): *Fachinformation: Prevenar 13® Injektionssuspension*. Online verfügbar unter: http://www.fachinfo.de/data/fi/pdf/01/21/012126.pdf

PharmaWiki: *Candidamykosen*. Online verfügbar unter: http://www.pharmawiki.ch/wiki/index.php?wiki=Candidamykose

Pittet, Didier; Allegranzi, Benedetta; Boyce, John (2009): *The World Health Organization Guidelines on Hand Hygiene in Health Care and Their Consensus Recommendations* (7). Online verfügbar unter: http://www.jstor.org/stable/pdfplus/10.1086/600379.pdf?acceptTC=true

Pollitzer, R. (1954): Cholera studies. 1. History of the disease. In: *Bull. World Health Organ* 10 (3), S. 421–461. Online verfügbar unter: http://www.ncbi.nlm.nih.gov/pmc/articles/PMC2542143/pdf/bullwho00557-0108.pdf

Potter, C. W. (2001): A history of influenza. In: *Journal of applied microbiology* 91 (4), S. 572–579. Online verfügbar unter: http://onlinelibrary.wiley.com/store/10.1046/j.1365-2672.2001.01492.x/asset/j.1365-2672.2001.01492.x.pdf?v=1&t=gzdtspmx&s=3dd233b271591516713eca42c28de8ba7b3bf805

Prakash, Satya; Rodes, Laetitia; Coussa-Charley, Michael; Tomaro-Duchesneau, Catherine; Coussa-Charley; Rodes (2011): *Gut microbiota: next frontier in understanding human health and development of biotherapeutics*. Online verfügbar unter: http://www.ncbi.nlm.nih.gov/pmc/articles/PMC3156250/pdf/btt-5-071.pdf

Presseinformation: *Wildtierhandel / Artenschutz* | PRO WILDLIFE. Online verfügbar unter: http://www.prowildlife.de/PM_Interzoo_Wildtierhandel_Reptilien_Aquaristik_14/05/12

Rangel, Josefa M.; Sparling, Phyllis H.; Collen, Crowe, Griffin, Patricia M. and Swerdlow, David L.; (2011): *Epidemiology of Escherichia coli O157:H7 Outbreaks*, United States, 1982–2002. Online verfügbar unter: http://digitalcommons.unl.edu/cgi/viewcontent.cgi?article=1069&context=publich ealthresources&sei-redir=1&referer=http%3A%2F%2Fscholar.google.de %2Fscholar%3Fhl%3Den%26q%3DO157%253AH7%2Busa%2Bhambur ger%26btnG%3DSearch%26as_sdt%3D0%252C5%26as_ylo%3D%26as_ vis%3D0#search=%22O157%3AH7%20usa%20hamburger%22

Ravel, Jacques; Jiang, Lingxia; Stanley, Scott T.; Wilson, Mark R.; Decker, R. Scott; Read, Timothy D. et al. (2009): The complete genome sequence of Bacillus anthracis Ames »Ancestor«. In: *Journal of bacteriology* 191 (1), S. 445–446. Online verfügbar unter: http://www.ncbi.nlm.nih.gov/pmc/articles/PMC2612425/pdf/1347-08.pdf

RKI (2007): *Gebärmuttererkrankungen*. Online verfügbar unter: http://www.rki.de/DE/Content/Gesundheitsmonitoring/Gesundheitsberichterstattung/GBEDownloadsT/gebaermuttererkr.pdf?__blob=publicationFile

RKI (2010): RKI –*Infektionskrankheiten A–Z – Pertussis (Keuchhusten)*. Online verfügbar unter: http://www.rki.de/DE/Content/Infekt/EpidBull/Merkblaetter/Ratgeber_Pertussis.html?nn=2386228#doc2374534bodyText10

RKI (2011): *Pneumoweb-Sentinel*. Online verfügbar unter: http://www.rki.de/DE/Content/Infekt/Sentinel/Pneumoweb/Monatsstatistik.html;jsessionid =FFB009842F3BE87009AFD84437EEB28E.2_cid248?nn=2378874#doc2378 878bodyText6

RKI: *RKI – Impfen*. Online verfügbar unter: http://www.rki.de/DE/Content/Infekt/Impfen/impfen.html

RKI: *RKI – Infektionskrankheiten A–Z – Meningokokken-Erkrankungen*. Online verfügbar unter: http://www.rki.de/DE/Content/Infekt/EpidBull/Merkblaetter/Ratgeber_Meningokokken.html?nn=2386228

RKI: *RKI – Masern, Mumps, Röteln – Masern.* Online verfügbar unter: http://www.rki.de/DE/Content/Infekt/EpidBull/Merkblaetter/Ratgeber_Masern.html?nn=2371010

RKI: *RKI – Masern, Mumps, Röteln – Mumps (Parotitis epidemica).* Online verfügbar unter: http://www.rki.de/DE/Content/Infekt/EpidBull/Merkblaetter/Ratgeber_Mumps.html?nn=2371010

RKI: *RKI – Masern, Mumps, Röteln – Röteln (Rubella).* Online verfügbar unter: http://www.rki.de/DE/Content/Infekt/EpidBull/Merkblaetter/Ratgeber_Roeteln.html?nn=2371010

RKI: *RKI – RKI-Ratgeber für Ärzte – Frühsommer-Meningoenzephalitis (FSME).* Online verfügbar unter: http://www.rki.de/DE/Content/Infekt/EpidBull/Merkblaetter/Ratgeber_FSME.html?nn=2374512

RKI: *RKI – RKI-Ratgeber für Ärzte – Influenza (Saisonale Influenza, Influenza A(H1N1) 2009, Aviäre Influenza).* Online verfügbar unter: http://www.rki.de/DE/Content/Infekt/EpidBull/Merkblaetter/Ratgeber_Influenza.html?nn=2374512

RKI: *RKI – RKI-Ratgeber für Ärzte – Varizellen (Windpocken), Herpes zoster (Gürtelrose).* Online verfügbar unter: http://www.rki.de/DE/Content/Infekt/EpidBull/Merkblaetter/Ratgeber_Varizellen.html?nn=2374512

Robert Koch-Institut (RKI) (2006): *Humane Affenpocken.* Online verfügbar unter: http://www.rki.de/DE/Content/Infekt/Biosicherheit/Agenzien/dl_Humane_Affenpocken.pdf?__blob=publicationFile

Robert Koch-Institut (RKI) (2007): *Epidemiologisches Bulletin* 12/2007. Online verfügbar unter: http://www.rki.de/DE/Content/Infekt/EpidBull/Archiv/2007/Ausgabenlinks/12_07.pdf?__blob=publicationFile, zuletzt aktualisiert am 26.03.2007

Robert Koch-Institut (RKI) (2009): *Epidemiologisches Bulletin* 32/2009. Online verfügbar unter: http://www.rki.de/DE/Content/Infekt/EpidBull/Archiv/2009/Ausgaben/32_09.pdf?__blob=publicationFile

Robert Koch-Institut (RKI) (2010a): *Epidemiologisches Bulletin* 45/2009. Online verfügbar unter: http://www.rki.de/DE/Content/Infekt/EpidBull/Archiv/2009/Ausgaben/45_09.pdf?__blob=publicationFile

Robert Koch-Institut (RKI) (2010b): *Epidemiologisches Bulletin* 20/2010. Online verfügbar unter: http://www.rki.de/DE/Content/Infekt/EpidBull/Archiv/2010/Ausgaben/20_10.pdf?__blob=publicationFile, zuletzt aktualisiert am 20.05.2010

Robert Koch-Institut (RKI) (2011): *Steckbriefe seltener und importierter Infektionskrankheiten*. Online verfügbar unter: http://www.rki.de/DE/Content/InfAZ/Steckbriefe/Steckbriefe_120606.pdf?__blob=publicationFile

Robert Koch-Institut (RKI) (2011a): *Epidemiologisches Bulletin* 17/2011. Online verfügbar unter: http://www.rki.de/DE/Content/Infekt/EpidBull/Archiv/2011/Ausgaben/17_11.pdf?__blob=publicationFile, zuletzt aktualisiert am 03.05.2011

Robert Koch-Institut (RKI) (2011b): *Epidemiologisches Bulletin* 27/2011. Online verfügbar unter: http://www.rki.de/DE/Content/Infekt/EpidBull/Archiv/2011/Ausgaben/27_11.pdf?__blob=publicationFile, zuletzt aktualisiert am 07.07.2011

Robert Koch-Institut (RKI) (2011c): *Epidemiologisches Bulletin* 30/2011. Online verfügbar unter: http://www.rki.de/DE/Content/Infekt/EpidBull/Archiv/2011/Ausgaben/30_11.pdf?__blob=publicationFile, zuletzt aktualisiert am 23.09.2011

Robert Koch-Institut (RKI) (2011d): *Epidemiologisches Bulletin* 38/2011. Online verfügbar unter: http://www.rki.de/DE/Content/Infekt/EpidBull/Ar-chiv/2011/Ausgaben/38_11.pdf;jsessionid=1E7A2B25BF5065D30C07481C1 8D75B8C.2_cid241?__blob=publicationFile

Robert Koch-Institut (RKI) (2012a): *Epidemiologisches Bulletin* 19/2012. Online verfügbar unter: http://www.rki.de/DE/Content/Infekt/EpidBull/Ar-chiv/2012/Ausgaben/19_12.pdf?__blob=publicationFile

Robert Koch-Institut (RKI) (2012b): *Epidemiologisches Bulletin* 21/2012 (kor-rigierte Version). Online verfügbar unter: http://www.rki.de/DE/Content/ Infekt/EpidBull/Archiv/2012/Ausgaben/21_12.pdf?__blob=publicationFile

Roberts, Charlotte (2012): Re-Emerging Infections: Developments in Bioar-chaeological Contributions to Understanding Tuberculosis Today. In: Anne L. Grauer (Hg.): *A Companion to Paleopathology*: Wiley-Blackwell

Russell, W. M. S. (1987): Plague, rats and the Bible. In: *Journal of the Royal Society of Medicine* 80 (9), S. 598–599

Ryan, Frank (2010a): I, virus: Why you're only half human. In: *New Scientist* (2745)

Ryan, Frank (2010b): *Virolution: Die Macht der Viren in der Evolution*. Spek-trum Akademischer Verlag

Sabbatani, Sergio; Fiorino, Sirio (2010): The plague of the Philistines and other pestilences in the Ancient World: exploring relations between the reli-gious-literary tradition, artistic evidence and scientific proof. In: *Le Infezioni in Medicina* 18 (3), S. 199–207. Online verfügbar unter: http://www.ncbi. nlm.nih.gov/pubmed/20956880

Sanchez, Anthony; Rollin, Pierre E. (2005): Complete genome sequence of an Ebola virus (Sudan species) responsible for a 2000 outbreak of human disease in Uganda. In: *Virus Research* 113 (1), S. 16–25

Sanofi Pasteur MSD GmbH (Hg.) (2010a): *Fachinformation: Masern-Impfstoff Mérieux®*. Online verfügbar unter: http://www.fachinfo.de/data/fi/pdf/00/13/001303.pdf

Sanofi Pasteur MSD GmbH (Hg.) (2010b): *Fachinformation: Röteln-Impfstoff HDC Mérieux®*. Online verfügbar unter: http://www.fachinfo.de/data/fi/pdf/00/18/001837.pdf

Sanofi Pasteur MSD GmbH (Hg.) (2010c): *Fachinformation: Tetanus-Impfstoff Mérieux®*. Online verfügbar unter: http://www.fachinfo.de/data/fi/pdf/00/17/001712.pdf

Sanofi Pasteur MSD GmbH (Hg.) (2012a): *Fachinformation: GARDASIL®*. Online verfügbar unter: http://www.fachinfo.de/data/fi/pdf/00/98/009826.pdf

Sanofi Pasteur MSD GmbH (Hg.) (2012b): *Fachinformation: VARIVAX®*. Online verfügbar unter: http://www.fachinfo.de/data/fi/pdf/00/81/008134.pdf

Schattauer, Göran (2008): GRIPPE-GAU: Wunderbar – falsch. In: *FOCUS* (9). Online verfügbar unter: http://www.focus.de/politik/deutschland/grippe-gau-wunderbar-und150-falsch_aid_262668.html

Schnurr, Eva-Maria (2009): Ferngesteuert. In: *ZEIT Wissen*, 11.02.2009. Online verfügbar unter: http://pdf.zeit.de/zeit-wissen/2009/02/Toxoplasmose.pdf

Schodder, M. (2011): Mehr Hitzewellen: Extreme sind Folge des Klimawandels. In: *Informationsdienst Wissenschaft (idw)* v. 01.11.2011. Online verfügbar unter: http://idw-online.de/de/news?print=1&id=447193

Schulte von Drach, Markus C. (2011): *Verhaltensforschung – Wie Parasiten die Hirnchemie verändern.* Hg. v. Süddeutsche.de. Online verfügbar unter: http://www.sueddeutsche.de/wissen/2.220/verhaltensforschung-wie-parasiten-die-hirnchemie-veraendern-1.1182686

ScienceDaily (Hg.) (2008): *»Deadly Dozen« Reports Diseases Worsened By Climate Change.* Online verfügbar unter: http://www.sciencedaily.com/releases/2008/10/081007073928.htm

Semenza, Jan C.; Suk, Jonathan E.; Estevez, Virginia; Ebi, Kristie L.; Lindgren, Elisabet (2012): Mapping climate change vulnerabilities to infectious diseases in Europe. In: *Environmental Health Perspectives* 120 (3), S. 385–392. Online verfügbar unter: http://www.ncbi.nlm.nih.gov/pmc/articles/PMC3295348/pdf/ehp.1103805.pdf

Sippel, Lilli; Kiziak, Tanja; Woellert, Franziska; Klingholz, Reiner (2011): *Afrikas demografische Herausforderung.* Hg. v. Berlin-Institut für Bevölkerung und Entwicklung. Berlin. Online verfügbar unter: http://www.berlin-institut.org/publikationen/studien/afrikas-demografische-herausforderung.html, zuletzt aktualisiert am 23.08.2011

Slenczka, Werner (2008): *Die Entdeckung des Marburg-Virus. Die aufregende Jagd nach dem Killer.* Hg. v. labor&more (1). Online verfügbar unter: http://www.laborundmore.de/archive/786590/Die-Entdeckung-des-Marburg-Virus.html

Tagesschau.de (2012): *EHEC: Was Deutschland von Japan lernen kann* | tagesschau.de. Online verfügbar unter: http://www.tagesschau.de/ausland/ehecundjapan100.html

Tagesschau.de (2012): *EHEC-Krisenmanagement: Von Kompetenzen und Grenzen* | tagesschau.de. Online verfügbar unter: http://www.tagesschau.de/inland/eheczustaendigkeiten100.html

Tagesspiegel (2011): *BIOTERROR: Das Pockenvirus kann aus dem Nichts heraus erschaffen werden.* Online verfügbar unter: http://www.tagesspiegel.de/wissen/bioterror-das-pockenvirus-kann-aus-dem-nichts-heraus-erschaffen-werden/6007792.html

Taubenberger, Jeffery K.; Reid, Ann H.; Lourens, Raina M.; Wang, Ruixue; Jin, Guozhong; Fanning, Thomas G. (2005): Characterization of the 1918 influenza virus polymerase genes. In: *Nature* 437 (7060), S. 889–893

Taylor, L. H.; Latham, S. M.; Woolhouse, M. E. (2001): Risk factors for human disease emergence. In: *Philosophical Transactions of the Royal Society of London.* Series B, Biological sciences 356 (1411), S. 983–989

Thiemer-Sachse, Ursula: *Das große Leiden* – Presse und Kommunikation Freie Universität Berlin. Online verfügbar unter: http://www.fu-berlin.de/presse/publikationen/fundiert/archiv/2002_01/02_01_thiemer_sachse/index.html

Tomley, Fiona; Shirley, Martin (2009): Livestock infectious diseases and zoonoses. In: *Philosophical Transactions of the Royal Society of London. Series B, Biological Sciences* 364 (1530), S. 2637–2642

Trevisanato, Siro Igino (2007): The biblical plague of the Philistines now has a name, tularemia. In: *Medical Hypotheses* 69 (5), S. 1144–1146. Online verfügbar unter: http://www.ncbi.nlm.nih.gov/pubmed/17467189

Tumpey, T. M. (2005): Characterization of the Reconstructed 1918 Spanish Influenza Pandemic Virus. In: *Science* 310 (5745), S. 77–80. Online verfügbar unter: http://www.sciencemag.org/content/310/5745/77.full.pdf?sid=f662cd9a-d862-408d-b42c-1f83e89629ea

Turnbaugh, Peter J.; Ley, Ruth E.; Hamady, Micah; Fraser-Liggett, Claire M.; Knight, Rob; Gordon, Jeffrey I. (2007): *The Human Microbiome Project* (7164). Online verfügbar unter: http://obs.rc.fas.harvard.edu/turnbaugh/Papers/Turnbaugh_HMP.pdf

Unmut hinter den Kulissen, Interview mit Prof. Dr. rer. nat. Dr. med. Friedrich Hofmann (Universität Wuppertal), Ex-STIKO-Vorsitzender (2011). In: *Deutsches Ärzteblatt* 108 (8). Online verfügbar unter: http://www.aerzteblatt.de/pdf/108/8/a363.pdf#toolbar=1&statusbar=0&view=Fit

Unzuverlässig (2008). In: Test *(Stiftung Warentest)* (5), S. 82–86

Vandermeulen, Corinne; Roelants, Mathieu; Leroux-Roels, Geert; van Damme, Pierre; Hoppenbrouwers, Karel; (2007): Long-term persistence of antibodies after one or two doses of MMR-vaccine. In: *Vaccine* 25 (37–38), S. 6672–6676

Verband der Universitätsklinika Deutschlands e.V. (15.07.2011): *EHEC-Epidemie: Millionen-Aufwand an Uniklinika muss erstattet werden*. Berlin. Online verfügbar unter: http://www.uniklinika.de/vud.php/cat/260/start/0/aid/1087/title/EHEC-Epidemie:_Millionen-Aufwand_an_Uniklinika_muss_erstattet_werden

Wayt Gibbs, W.; Soares, Christine; Schneider, Achim G. (2006): Sind wir gegen eine Pandemie gewappnet? In: *Spektrum der Wissenschaft* (Januar), S. 72–80

Wells, J. G.; Davis, B. R.; Wachsmuth, I. K.; Riley, L. W.; Remis, R. S.; Sokolow, R.; Morris, G. K. (1983): Laboratory investigation of hemorrhagic colitis outbreaks associated with a rare Escherichia coli serotype. In: *Journal of clinical microbiology* 18 (3), S. 512–520. Online verfügbar unter: http://www.ncbi.nlm.nih.gov/pmc/articles/PMC270845/pdf/jcm00134-0090.pdf

Wenner, Melinda (2008): Going with His Gut Bacteria. In: *Scientific American* (Juli), S. 90–92

WHO (Hg.) (2001): *Antibiotic resistance: synthesis of recommendations by expert policy groups*. Online verfügbar unter: http://www.who.int/drugresistance/Antimicrobial_resistance_recommendations_of_expert_polic.pdf, zuletzt aktualisiert am 09.08.2001

Widmer, Andreas; Tietz Andreas (2005): *Praktische Hygiene in der Arztpraxis*. Online verfügbar unter: http://www.medicalforum.ch/pdf/pdf_d/2005/2005-25/2005-25-322.pdf

Williams, Caroline (2011): Not so simple: Bugs that hunt in packs. In: *New Scientist*, 23.08.2011

Winkle, Stefan (1997): *Geißeln der Menschheit: Die Kulturgeschichte der Seuchen*. Artemis & Winkler

World Health Organization (2009): *WHO | Influenza (Seasonal)*. Fact sheet N° 211. Online verfügbar unter: http://www.who.int/mediacentre/factsheets/fs211/en/index.html

World Health Organization (2010): *WHO | Tuberculosis*. Fact sheet N° 104. Online verfügbar unter: http://www.who.int/mediacentre/factsheets/fs104/en/index.html

World Health Organization (2011a): *WHO | Malaria*. Fact sheet N° 94. Online verfügbar unter: http://www.who.int/mediacentre/factsheets/fs094/en/index.html

World Health Organization (2011b): *WHO | Measles*. Fact sheet N° 286. Online verfügbar unter: http://www.who.int/mediacentre/factsheets/fs286/en/index.html

World Health Organization (2012): *WHO | Poliomyelitis*. Fact sheet N° 114. Online verfügbar unter: http://www.who.int/mediacentre/factsheets/fs114/en/index.html

World Health Organization: *WHO | Cholera outbreaks in the Democratic Republic of Congo (DRC) and the Republic of Congo*. Online verfügbar unter: http://www.who.int/csr/don/2011_07_22/en/index.html

World Health Organization: *WHO | HIV/AIDS*. Online verfügbar unter: http://www.who.int/mediacentre/factsheets/fs360/en/index.html#

World Health Organization: *WHO | Human Monkeypox (MPX)*. Online verfügbar unter: http://www.who.int/csr/disease/monkeypox/en/

World Health Organization: *WHO | Monkeypox*. Online verfügbar unter: http://www.who.int/mediacentre/factsheets/fs161/en/#

World Health Organization: *WHO | Plague*. Online verfügbar unter: http://www.who.int/mediacentre/factsheets/fs267/en/

Young, Kelly (2005): Ancient bacteria woken from deep Alaskan sleep. In: *New Scientist*, 05.03.2005

Zentrum für Krebsregisterdaten (2012): *Krebs in Deutschland 2007/2008*. Hg. v. Robert Koch-Institut und Gesellschaft der epidemiologischen Krebsregister in Deutschland e. V. Online verfügbar unter: http://www.krebsdaten.de/Krebs/DE/Content/Publikationen/Krebs_in_Deutschland/kid_2012/krebs_in_deutschland_2012.pdf?__blob=publicationFile

Zimmer, Carl (2010): How Microbes Defend and Define Us. In: *The New York Times*, 12.07.2010

Zimmer, Carl (2011): *A planet of viruses*. Chicago, London: University of Chicago Press. Online verfügbar unter: http://site.ebrary.com/lib/alltitles/docDetail.action?docID=10468511

Zunder, Svetlana: *Die Bedrohung durch den Bioterrorismus und das Management »biologischer Gefahrenlagen« in Deutschland*. Diplomarbeit. Hochschule für Angewandte Wissenschaften, Hamburg. Fachbereich Ökotrophologie. Online verfügbar unter: http://opus.haw-hamburg.de/volltexte/2008/416/pdf/wis_y_6.pdf

ZUR FSME-IMPFUNG – *Arznei-Telegramm* (2007). Online verfügbar unter: http://arznei-telegramm.de/html/2007_07/0707070_03.html, zuletzt aktualisiert am 28.11.2007

Zylka-Menhorn, Vera Dr. med. (2010): Kritischer Rückblick mit wegweisender Vorausschau. In: *Deutsches Ärzteblatt* 107 (18), S. 850–855. Online verfügbar unter: http://www.aerzteblatt.de/pdf/107/18/a850.pdf